図解 眠れなくなるほど面白い

睡眠の話

監修
スタンフォード大学医学部教授
西野 精治
SEIJI NISHINO

JN043749

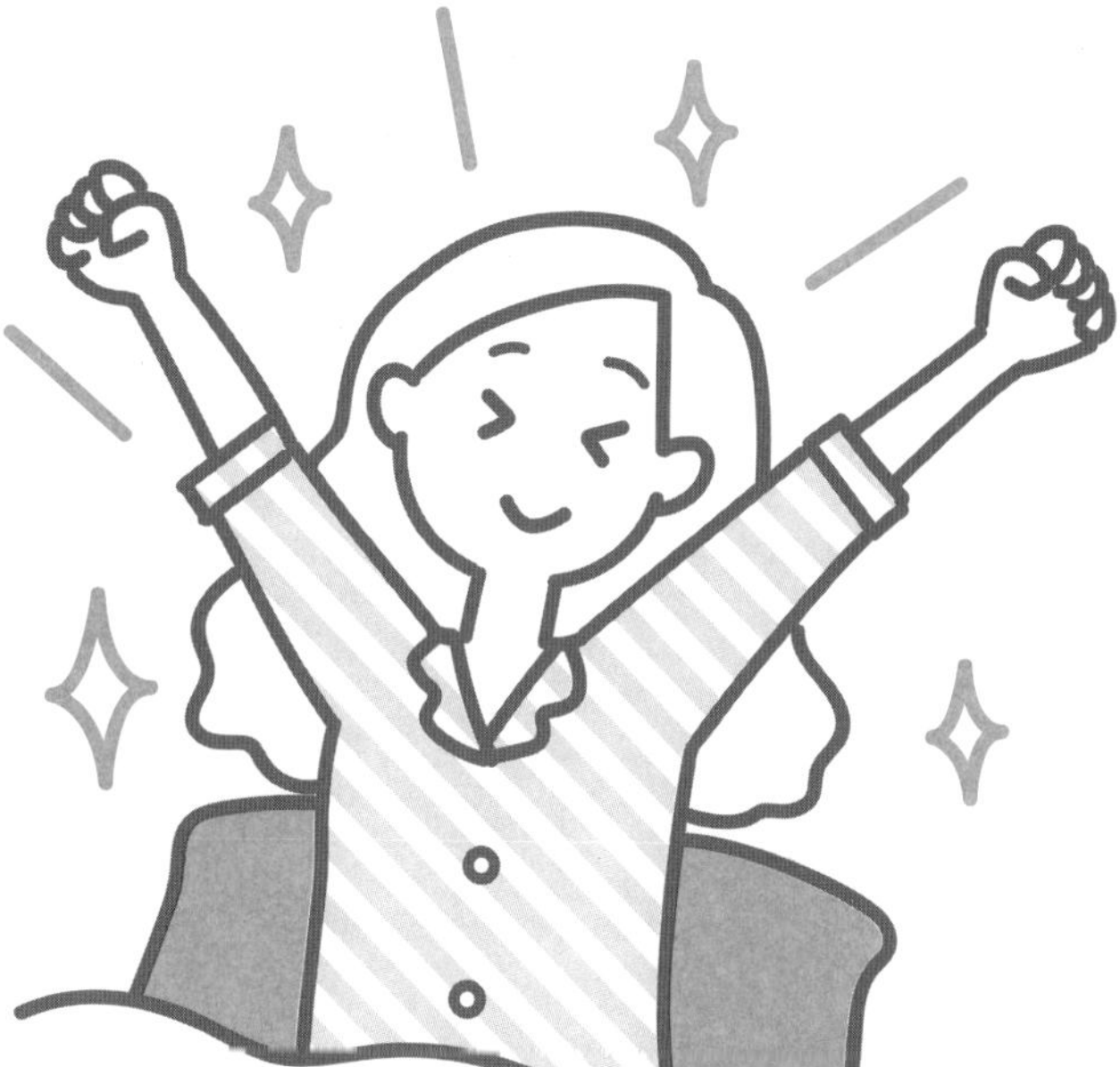

日本文芸社

はじめに

2020年初頭より、新型コロナウイルス感染症、「COVID-19《コヴィッドナインティーン》」が猛威を振るい、全世界で多くの死者を出す事態となりました。日本でも予定されていた東京五輪が延期となり、緊急事態宣言が出されるなど歴史的にみても非常に大きな出来事となりました。一方、この禍《わざわい》により、人々が自身の生活習慣を考え直し、睡眠の重要性を再認識するきっかけの年にもなったと思います。

米国では、全国民の4割弱が予防接種を受けているにもかかわらず、毎年2～6万人の人が季節性インフルエンザで亡くなっています。そのため、COVID-19流行以前にも、風邪やインフルエンザの感染症予防において睡眠の重要性が強調されてきました。

とりわけ、十分で良質な睡眠は、免疫機能を向上させます。感染の最初の関門として、菌やウイルスの除去に働く自然免疫を増強するのです。それでも不幸にして感染した場合も、抗体産生などの獲得免疫を正しく機能させ、感染からの回復過程を促進することが明らかになっています。また、睡眠中にも、脳は休まず、起きているときにはできない体の重要なメインテナンスを行なっています。

正常な睡眠パターンの場合、入眠直後の深いノンレム睡眠で眠気や疲れを除去し、自律神経・ホルモンバランスを整え、免疫の増強や老廃物の除去など、睡眠の重要な機能のほとんどを果たします。明け方になると、深いノンレム睡眠は出現せず、レム睡眠が長くなり、脳と体で起きる準備を整えます。正常な睡眠では、自然に目覚め、身も心もリフレッシュされ、日中の活動性を高めるのです。

ところが、睡眠時無呼吸症候群などの睡眠障害や、慢性の睡眠不足で「睡眠負債」があると、明け方にも深い睡眠が出現し、目覚めが悪く熟睡感がありません。また、リモートワークで夜型の生活を送ると、体温などのリズムが後ろにずれ、起床時間になっても起きる準備が整わず、すっきり目覚めることができなくなります。

規則正しい生活を身につけるのは容易ではありません。しかし、〝睡眠は敵に回すと恐ろしい相手ですが、味方につけると頼もしい伴侶である〟ことを肝に銘じてください。

睡眠は生きていくうえで、基本的でもっとも重要な生理現象です。規則正しい生活を送るとともに、睡眠に対する科学的な理解を深めることで、良質な睡眠がみちびかれるといっても過言ではありません。

本書で得られる知識を最大限に活かして、今日から「ぐっすり睡眠」を目指し、心地よい眠りと覚醒を手に入れましょう！

2021年 2月

スタンフォード大学医学部教授　西野精治

眠れなくなるほど面白い
図解 睡眠の話

もくじ

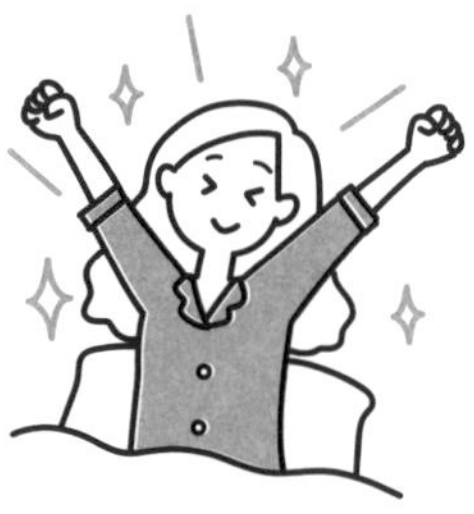

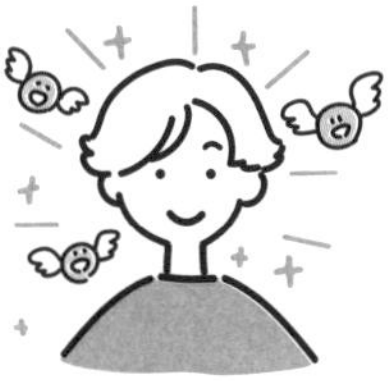

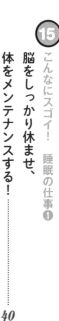

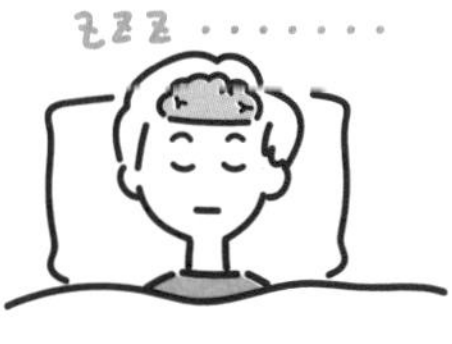

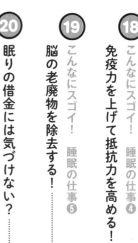

ZZZ

第3章 今夜からぐっすり「黄金の90分」の質を高める極意

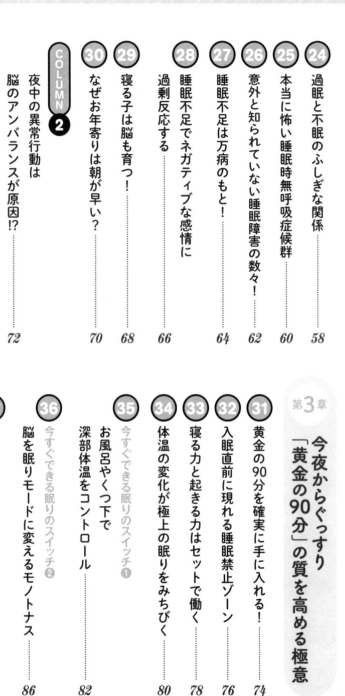

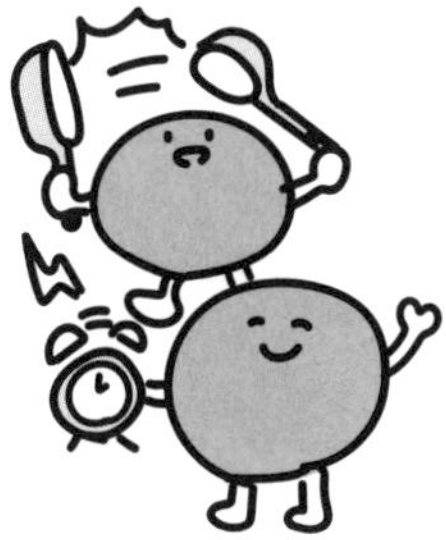

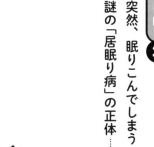

第4章
スタンフォードに学ぶ お悩み別睡眠アドバイス

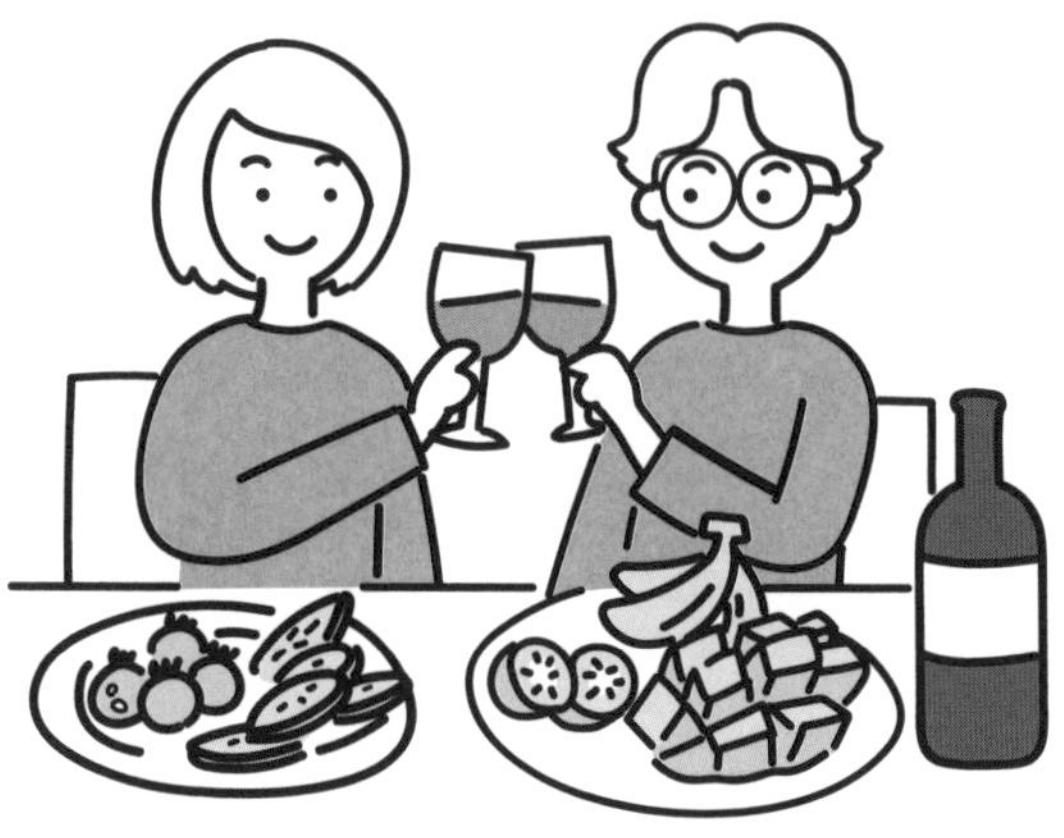

第1章

つい話したくなる睡眠の新常識

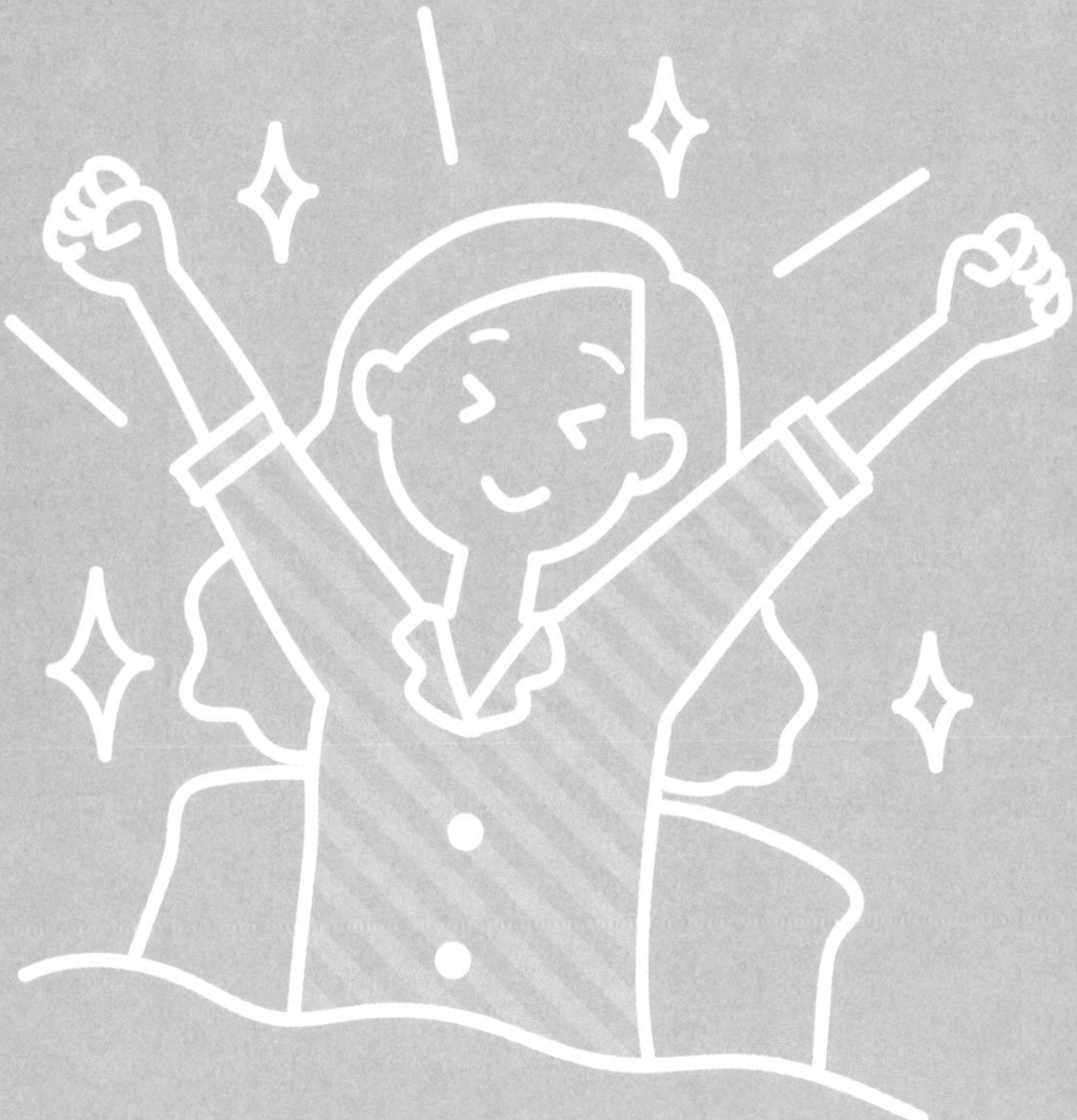

1 睡眠は感染症予防の基本のき

睡眠不足が免疫力を低下させ感染症にかかりやすくなる

世界的に猛威を振るう新型コロナウイルス（COVID-19）感染症。同じ環境にいても感染するかどうかは、免疫力によって異なります。

免疫力と睡眠は、深く関係しています。実際に、カリフォルニア大学で健康な164人の被験者に点鼻薬で風邪《かぜ》ウイルスを投与し、睡眠時間別の発症率を調べたところ、睡眠時間5時間未満の人たちは7時間以上寝る人に比べ、発症率がおよそ3倍にもなりました（↓左図）。**睡眠には、細菌やウイルスに対する抵抗力、つまり自然免疫を強くする効果があるといえるのです。**

また、不幸にして細菌やウイルスに感染してしまうと、獲得免疫が働き、発熱と睡眠を引き起こします。「風邪は寝て治す」としばしば耳にしますが、寝ているあいだに獲得免疫が働いていると考えると、睡眠は風邪の治し方として最適といえます（自然免疫と獲得免疫の詳しい説明は46ページ）。

さらに予防接種をしても、睡眠が十分でないと抗体反応が弱く、その効果が認められなかったという報告もあります。睡眠不足は感染症にかかるリスクを上げるだけでなく、感染からの回復も遅くさせてしまいます。

未知のウイルスの感染対策においても、十分な睡眠を確保して、免疫力を高めておくことが有効なのです。

睡眠時間が短いほど、発症率は高くなる

健康な18～55歳の男女164人に対し、
実験的に鼻から風邪ウイルスを入れて、発症率を調査した。

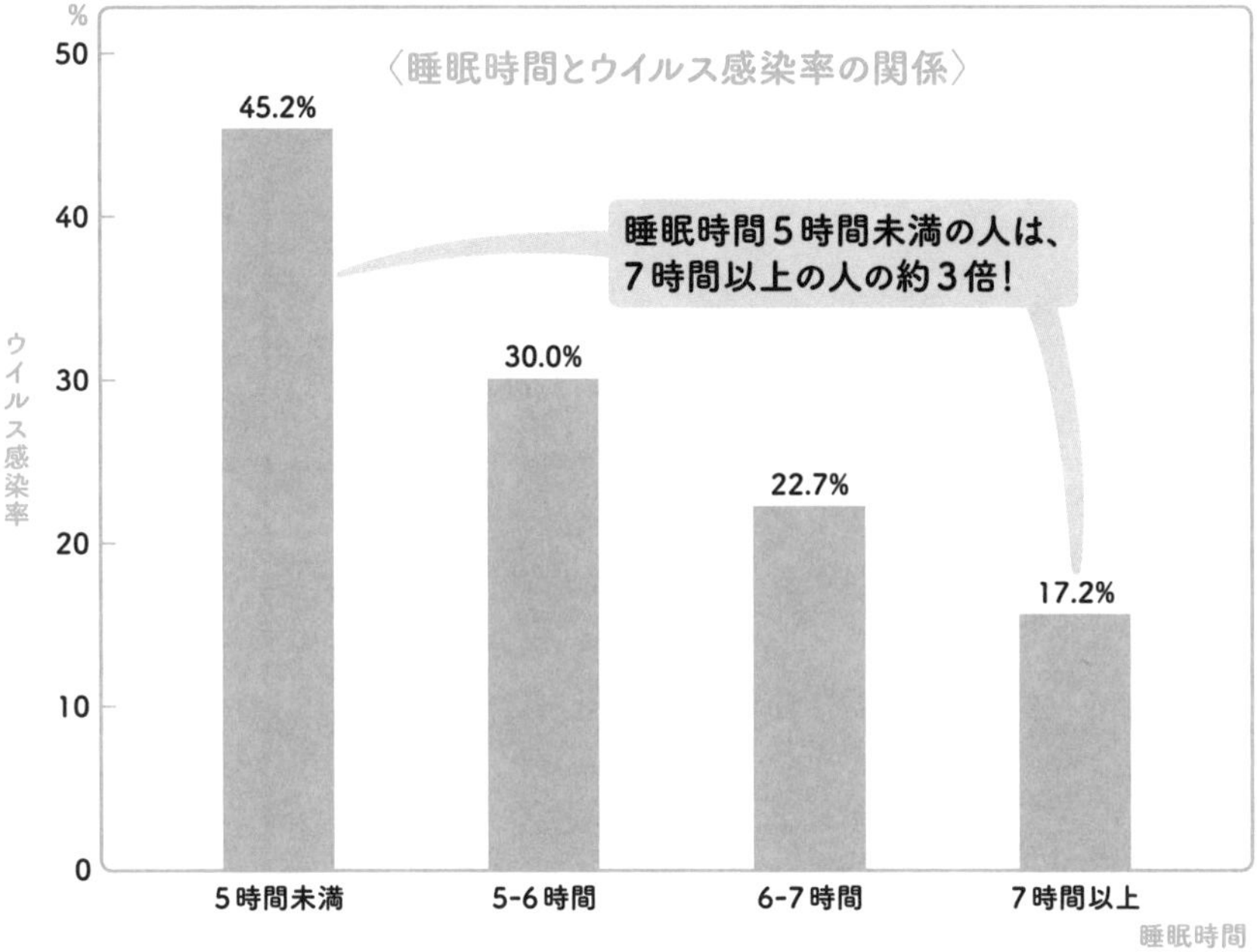

米国・カリフォルニア大学サンフランシスコ校のPratherらによる調査（2015年）

睡眠不足だと、ウイルスと戦う免疫が機能しにくく、
感染症にかかりやすくなってしまう。

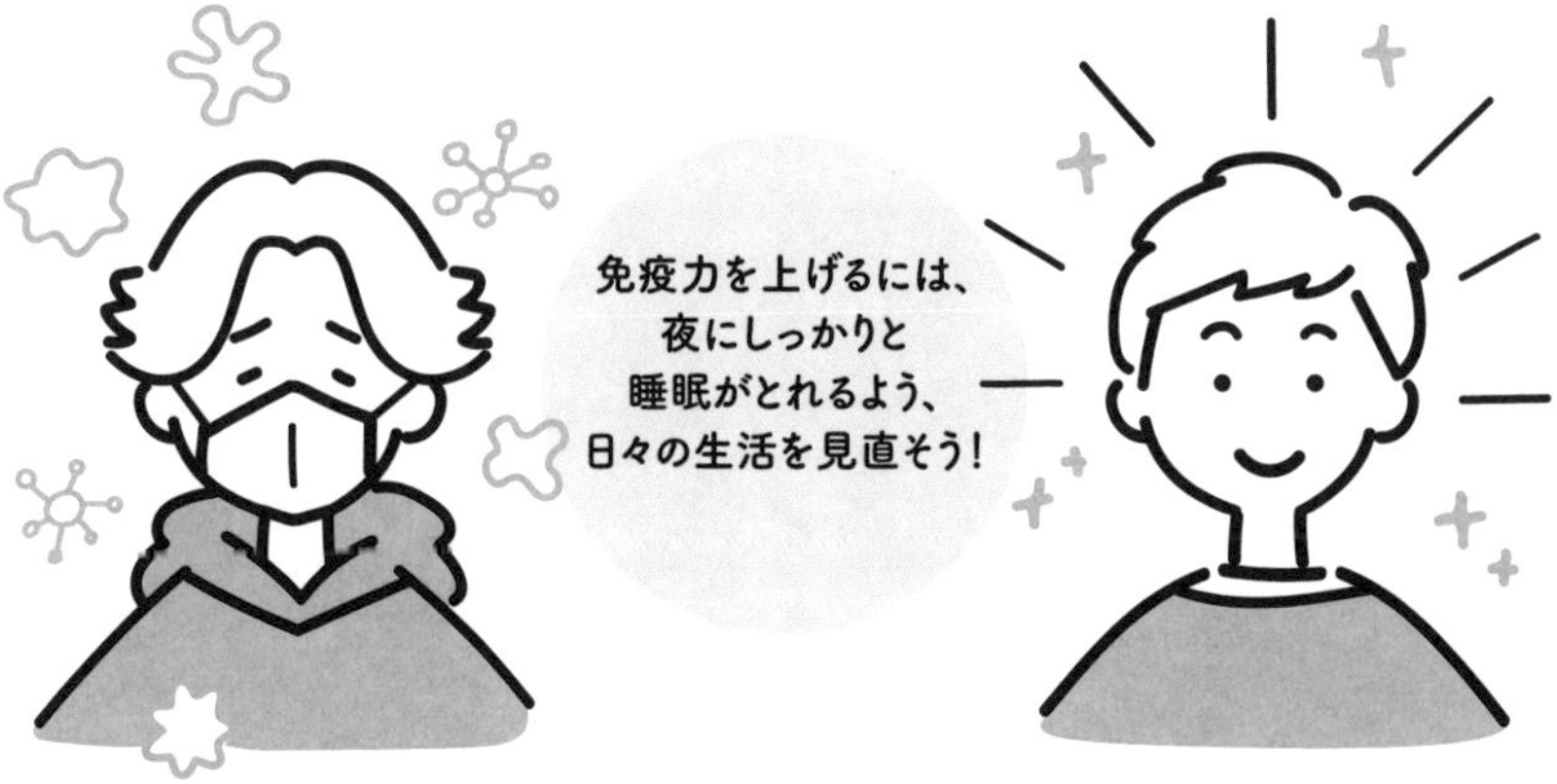
免疫力を上げるには、
夜にしっかりと
睡眠がとれるよう、
日々の生活を見直そう！

2 睡眠不足で太りやすくなる本当の理由

ホルモンバランスの異常で食欲が変わってしまう

「短時間睡眠の女性は肥満を表すBMI値（体格指数）が高い」――これは、肥満と睡眠時間の関係について、サンディエゴ大学の研究報告により、わかったことです（↓左上図）。

夜ふかしをすると、つい余計なものを食べてしまいがちです。これは、スタンフォード大学の学生と、断眠についての実験を行なったときにも実際に多くみられた典型的な行動でした。

夜遅くに食べることが積み重なり、肥満につながっていくと考えられます。しかし、なぜ寝ないと食べてしまうのか――起きている時間が長いから食べる量が増えるのではなく、**睡眠不足により、食欲にかかわるホルモンが影響を受けているからです。**

米国・ウィスコンシン州の住民を対象に行なわれた「睡眠時間とホルモン分泌の関係」についての調査で、睡眠時間が短いほど、食べすぎを抑制するホルモンのレプチンが減り、食欲を増すホルモンのグレリンが増えていることがわかりました（↓左下図）。

つまり短時間睡眠によって、ホルモン量が変化し、食欲が抑えられなくなることで食べすぎてしまうのです。

睡眠不足のときには日中の活動量が低下することも影響しているといえるでしょう。健康や美容のためにも、夜しっかり眠ることが大切です。

睡眠時間が短くても、長すぎても太る

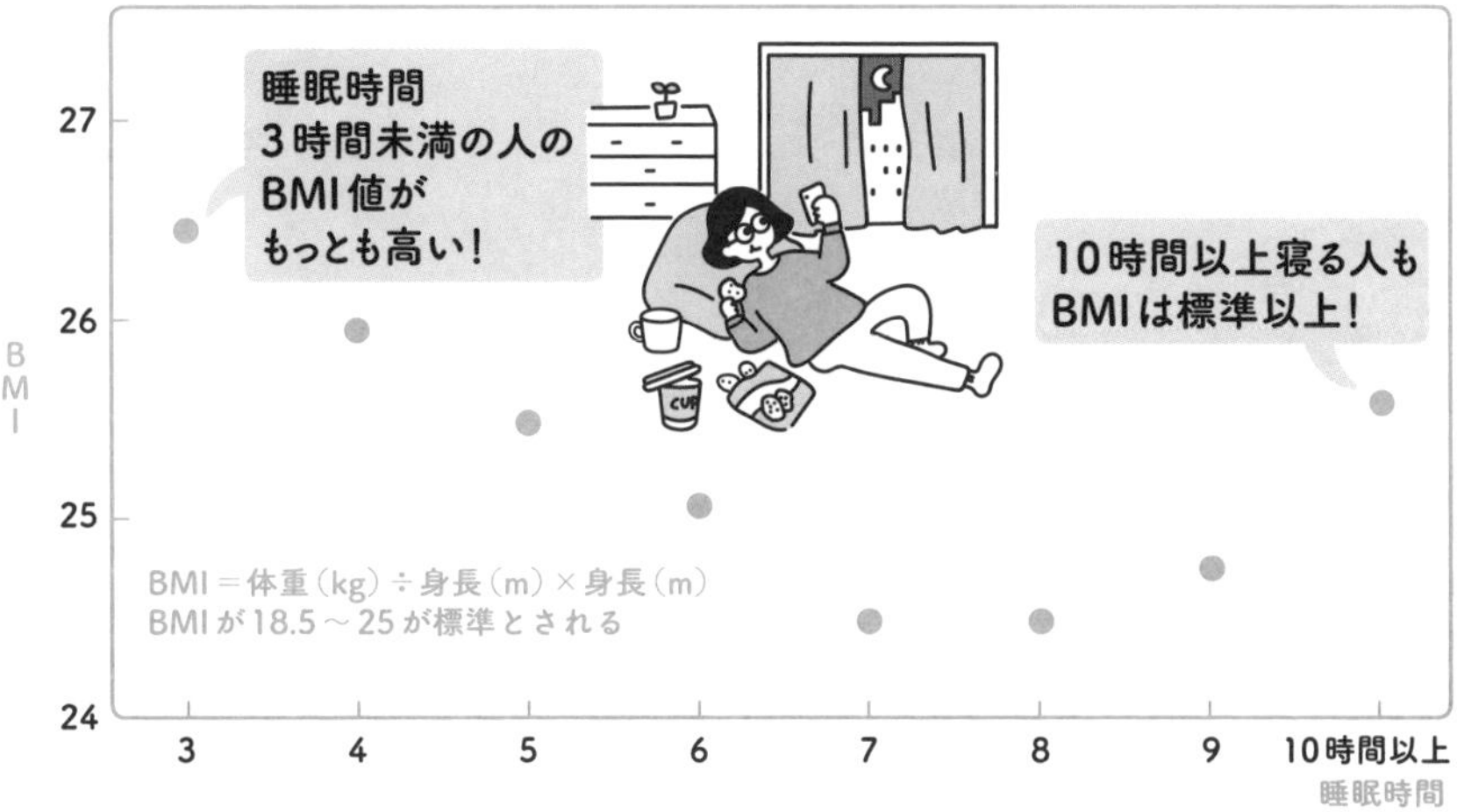

米国・サンディエゴ大学による女性636,095人を対象にしたKripkeらによる調査（2002年）

睡眠時間が短すぎるのはもちろん、
長すぎても太りやすくなることがわかっている。

睡眠時間によってホルモンの量が変わる

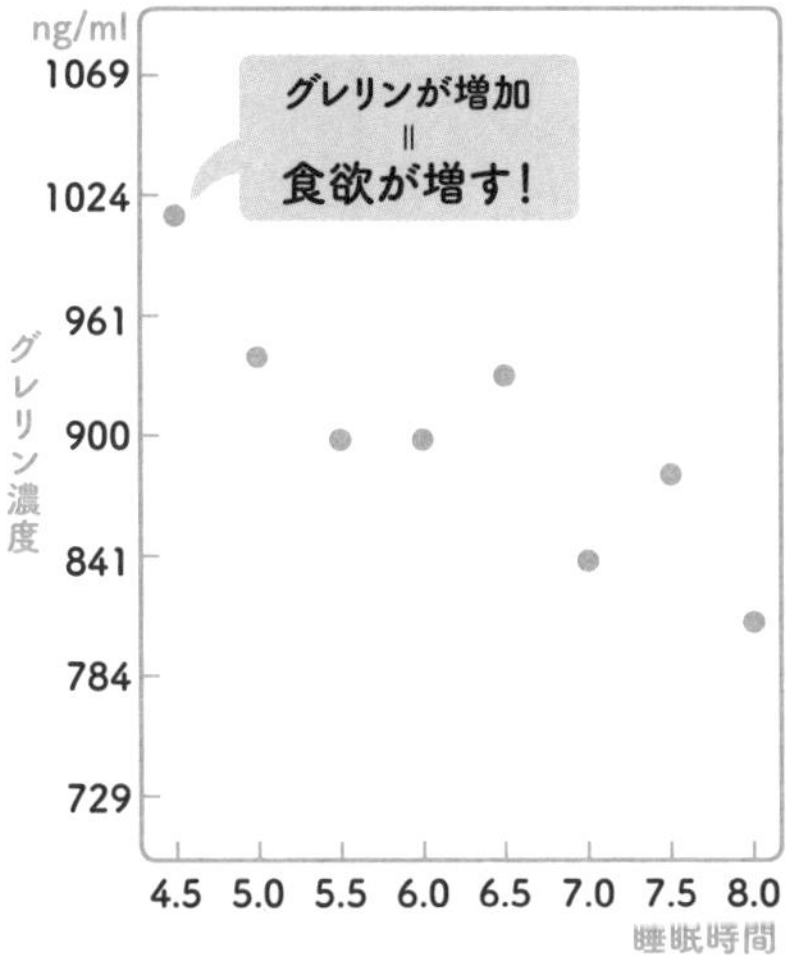

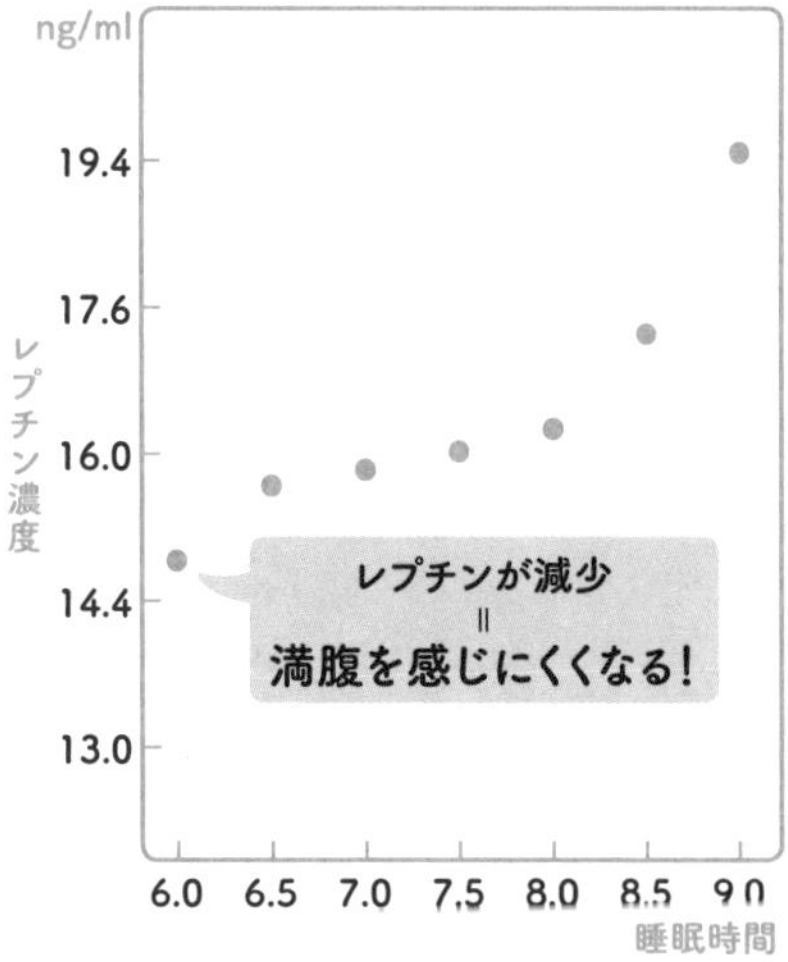

米国・ウィスコンシン睡眠コホート研究による調査（2004年）

睡眠時間が短いほど食べても満腹を感じにくくなるうえに、食欲も増す。
これが夜ふかしをしているときに、「つい食べてしまう」正体！

3 日本は世界一眠らない国

都会にいる人ほど「寝たいけれど、眠れていない」

ＯＥＣＤ（経済協力開発機構）の統計（２０１８年：調査年は国によって異なり、日本は２０１６年）によると、**1日の平均睡眠時間は、多くの国が8時間を超えるなか、日本は7時間22分と33ヵ国中ワースト1でした。**

この調査から数年たった現在、日本人の睡眠時間はさらに短くなっています。監修者が代表を務めるブレインスリープ社の調査（２０１９年）では6時間40分と、42分も短くなっていました。「睡眠時間6時間未満の人が40％」という厚生労働省の報告（２０１８年）もあるほどです。

この背景には、働く時間や通勤時間が長すぎるといった日本特有の働き方にくわえて、24時間営業の店舗やインターネットの普及による生活の夜型化が挙げられます。なかでも東京は、「24時間眠らない街」ともいわれています。

東京やニューヨークなど世界の主要都市を対象に、平日の「実際の睡眠時間」と「理想の睡眠時間」をヒアリングした調査で、都会に暮らす人の睡眠事情が浮き彫《ぼ》りになりました（↓左図）。**「睡眠時間6時間未満の人」が東京には、多くいるのだとわかります。**

眠らないことによる弊害《へいがい》は、さまざまな観点から指摘されています。睡眠は単なる休息ではありません。睡眠の価値を理解し、よりよい睡眠へ意識を向けましょう。

平均睡眠時間にみる現実と理想のギャップ！

世界の主要都市に住む人たちを対象に
「実際の平均睡眠時間」と「理想の睡眠時間」について行なった調査。

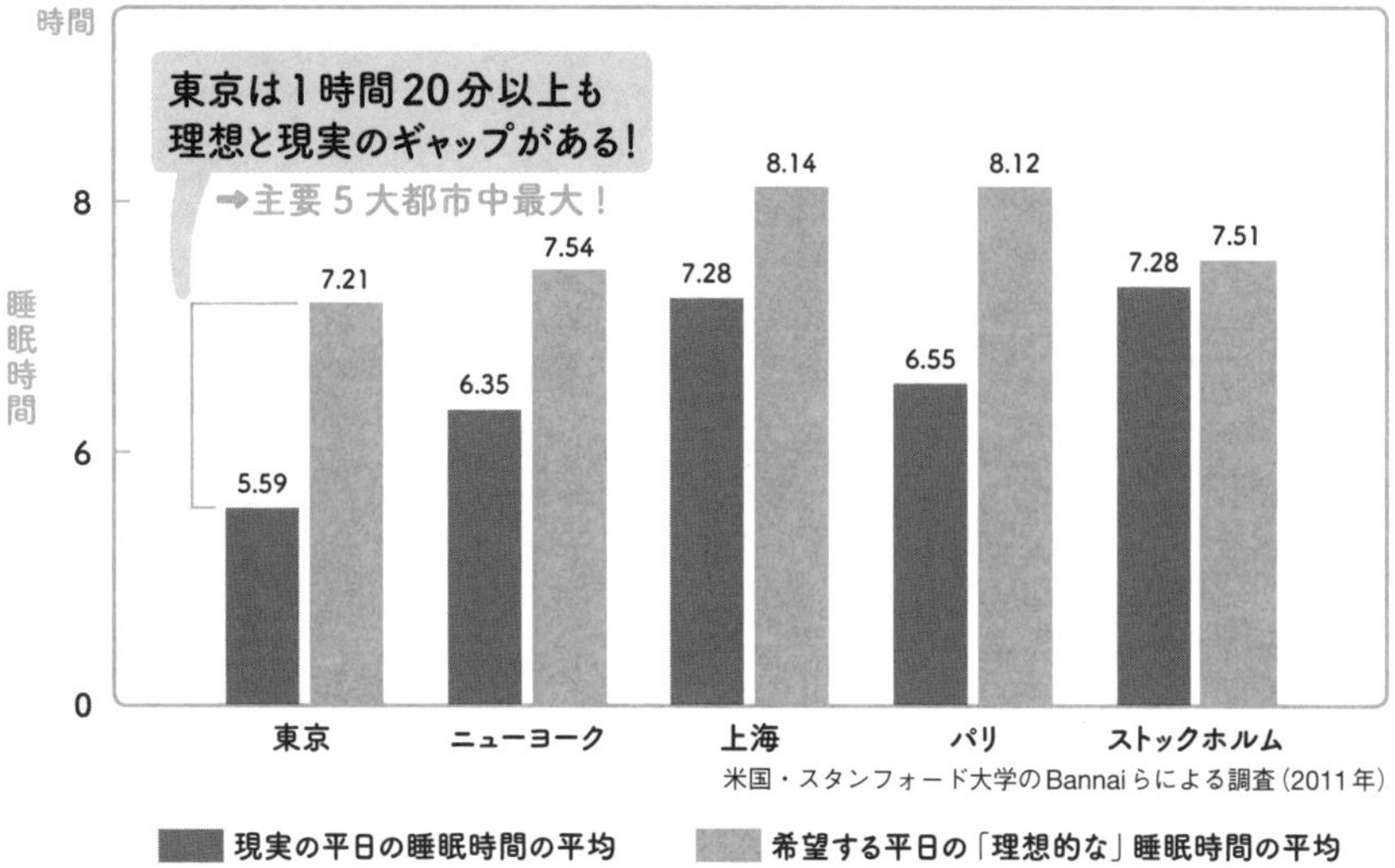

米国・スタンフォード大学のBannaiらによる調査（2011年）

東京の人たちは、世界の都市でもっとも
「もっと眠りたいけれど、眠れていない」
という現状にある。

↓

睡眠不足によるさまざまな懸念

- 免疫力が下がり、感染症などの病気にかかりやすくなる。
- ホルモンバランスが乱れ、太りやすくなる。
- 目覚めが悪く、眠気や疲れがリフレッシュされない。
- 日中のパフォーマンスが低下する。
- 交通事故や業務上のミス、トラブルが増える。　など

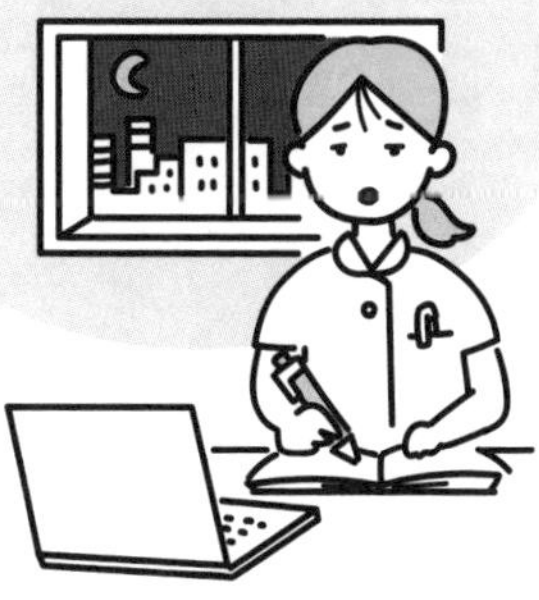

4 「90分の倍数」の睡眠がベストとは限らない

睡眠周期には個人差があり、体調などによっても乱れる

どうすれば、「すっきり」「気持ちよく」目覚めることができるのでしょうか。

睡眠の状態には、ノンレム睡眠（脳も体も眠っている深い眠り）**とレム睡眠**（脳は起きているが体は眠っている浅い眠り）**があります。起きやすいとされるのは、レム睡眠とその前後の浅いノンレム睡眠のときです。**一方、深いノンレム睡眠のときに起こされると、頭がボーッとしてしまうなど、目覚めがよいとはとてもいえません。

睡眠中は、ノンレム睡眠とレム睡眠が交互にくり返されています。睡眠周期（スリープサイクル）は、ノンレム睡眠のはじまりからレム睡眠の終わりまでを1回（1周期）として数え、その長さは約90分とされています。

つまり、「90分の倍数で起きれば、目覚めがよい」という説は、90分周期で出現するレム睡眠に起床のタイミングを合わせると、すっきり目覚められるはず、として広まった考え方です。

しかし、睡眠周期は80～120分と個人差があるうえに、健康状態などで睡眠パターンそのものが乱れることもあり、90分の倍数がいつも1周期にあたるとは限りません。

また、目覚めが悪いのは睡眠不足や、概日リズム睡眠・覚醒障害（→詳しくは62ページ）などの睡眠障害によって、明け方にも深い睡眠が出現している可能性が高いとも考えられるのです。

レム睡眠時が起きるのに最適なタイミング！

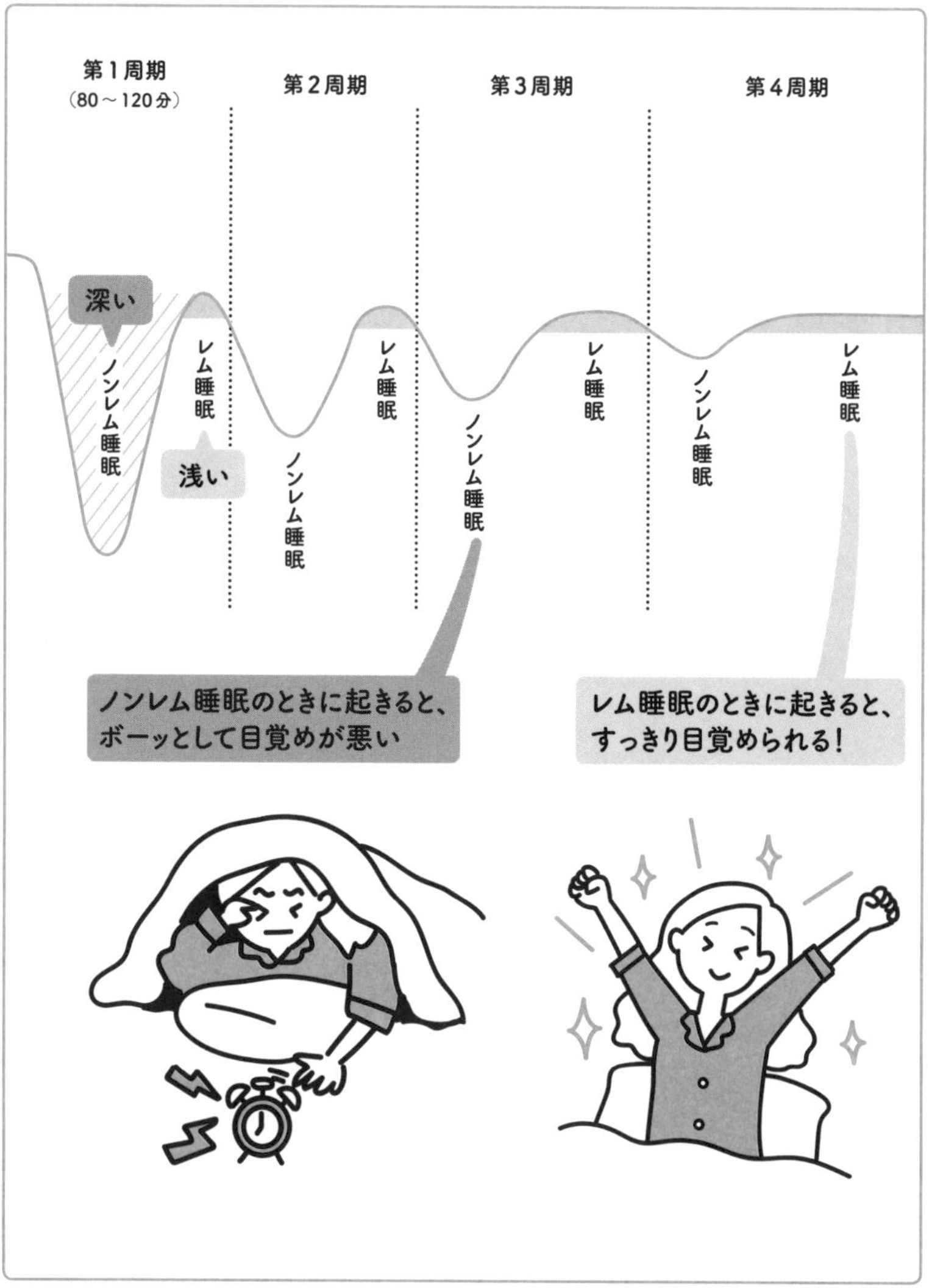

『スタンフォード式 最高の睡眠』（サンマーク出版）より改変

睡眠周期（スリープサイクル）の1周期は
80～120分と個人差がある。

**睡眠周期に合わせるより
睡眠そのものの改善がすっきり目覚めるコツ！**

5 睡眠不足による経済損失は約15兆円

超一流の人はいち早く睡眠を意識していた

食事に注意して運動を習慣化し、体調を管理する――体のメンテナンスに気を配る人は少なくありません。運動や食事にくわえて、**世界のエグゼクティブやトップアスリートが、こぞって意識しているのが睡眠です。**

超一流と呼ばれる人ほど意識が高く、あらゆる分野で最先端の情報をいち早く取り入れ、パフォーマンスの向上につなげています。マーケティング用語でいえば、アーリーアダプター（初期採用者）といったところでしょうか。

一方、「睡眠なんてただの休息。少しくらい寝なくても平気！」と考える人も、社会には一定数存在します。そんな人たちは、同じくマーケティング用語でラガード（採用遅滞者）といわれます。「全然寝ていなくてさ……」などと、寝ていない自慢をする人たちは、このタイプに含まれるでしょう。

しかし、寝ていないことは自慢できることではありません。**日本において、「睡眠が正しく管理されていないことによる経済損失は年間15兆円」という試算もあります**（→左上図）。睡眠不足は産業事故をはじめ、社会全体で大きな損失を生むのです。

睡眠は仕事のパフォーマンスや、日常生活の質に影響します。「超一流」の姿勢に学び、睡眠について理解することからはじめましょう。

どうして睡眠不足が経済損失になる?

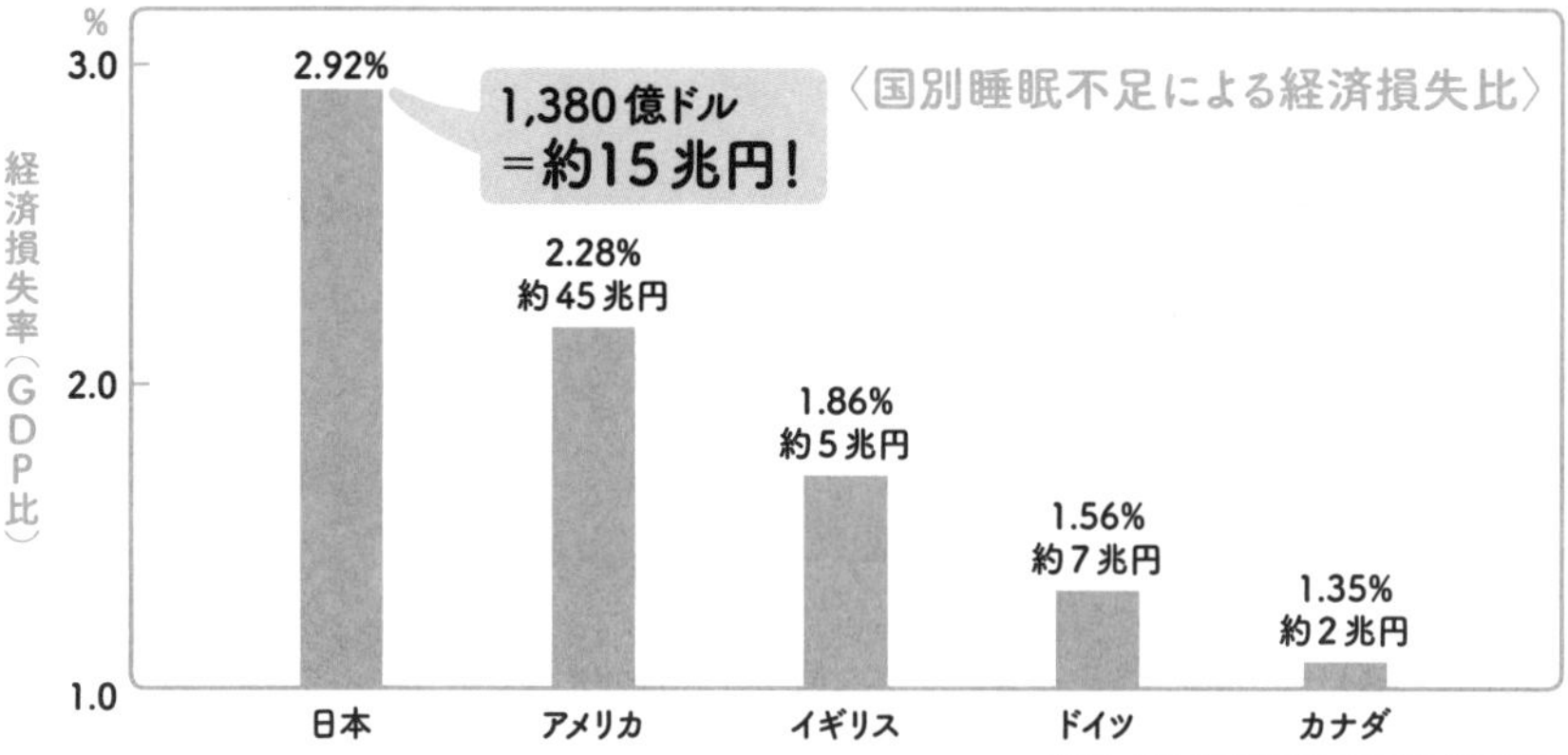

米国・ランド研究所による試算(2016年)

経済損失につながる理由

- 就業中のパフォーマンスが下がり、生産効率が落ちる。
- ミスやトラブルが増え、大事故の原因となる。
- 生活習慣病や精神疾患、がん、認知症の発症リスクが上がる。

10時間睡眠でスポーツの成績Up!

スタンフォード大学の男子バスケットボール選手10人を対象に行なった実験。

10人の選手に40日間、毎日10時間眠るように指示(眠れなくてもベッドに入る)すると…

●80メートルの反復走

10時間睡眠前 16.2秒 ➡ 10時間睡眠後 15.5秒

0.7秒縮まった!

●フリースローの成功率

10時間睡眠前 8本/10本中 ➡ 10時間睡眠後 8.9本/10本中

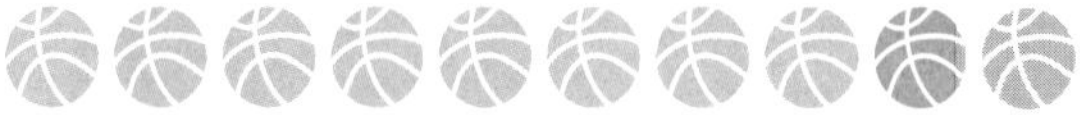

0.9本分(9%)アップ!

●スリーポイントシュートの成功率

10時間睡眠前 10本/15本中 ➡ 10時間睡眠後 11.4本/15本中

1.4本分(9.2%)アップ!

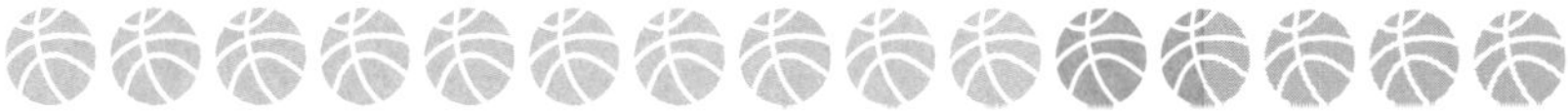

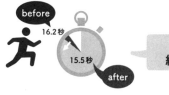

米国・スタンフォード大学のMahらによる調査(2011年)

パフォーマンスが上がっただけでなく、
負傷者も大幅に減ったという報告も!

6 寝すぎても健康リスクは高まる

睡眠は「量」だけでは解決せず、「質」のほうが大事

睡眠不足の蓄積が、がんや生活習慣病の発症リスクを高めること、仕事や生活のパフォーマンスを低下させることはさまざまな研究によって明らかです。

では、9時間、10時間と平均より多く寝ている場合はどうなのでしょうか。睡眠時間は、短さばかりが問題視されがちですが、じつは、長すぎても健康に支障をきたすという研究報告も出ています。

2002年、サンディエゴ大学のダニエル・F・クリプケ氏らが実施した100万人規模の調査では、アメリカ人の平均的な睡眠時間は7・5時間でした。この6年後、同じ100万人を追跡調査したところ、病気で亡くなった人がもっとも少なかったのは、平均値の7・5時間睡眠の人たちでした。

短時間睡眠（3～4時間）の人だけでなく、長時間睡眠（9～10時間）の人も、死亡率がおよそ1・3倍も高かったのです（↓左上図）。

長く寝すぎると、体内時計のリズムが乱れ、かえって疲れやすさや頭痛といった不調を引き起こしてしまうのです。**とくに一晩に9時間以上寝る人は、活動量の低下を招き、結果として肥満や脳卒中、心臓病などのリスクが高まることがわかっています。**睡眠は長さよりも、質を高めていくことが大切です。

睡眠時間は短すぎても、長すぎてもよくない！

睡眠時間7時間を1としたときの相対死亡リスク

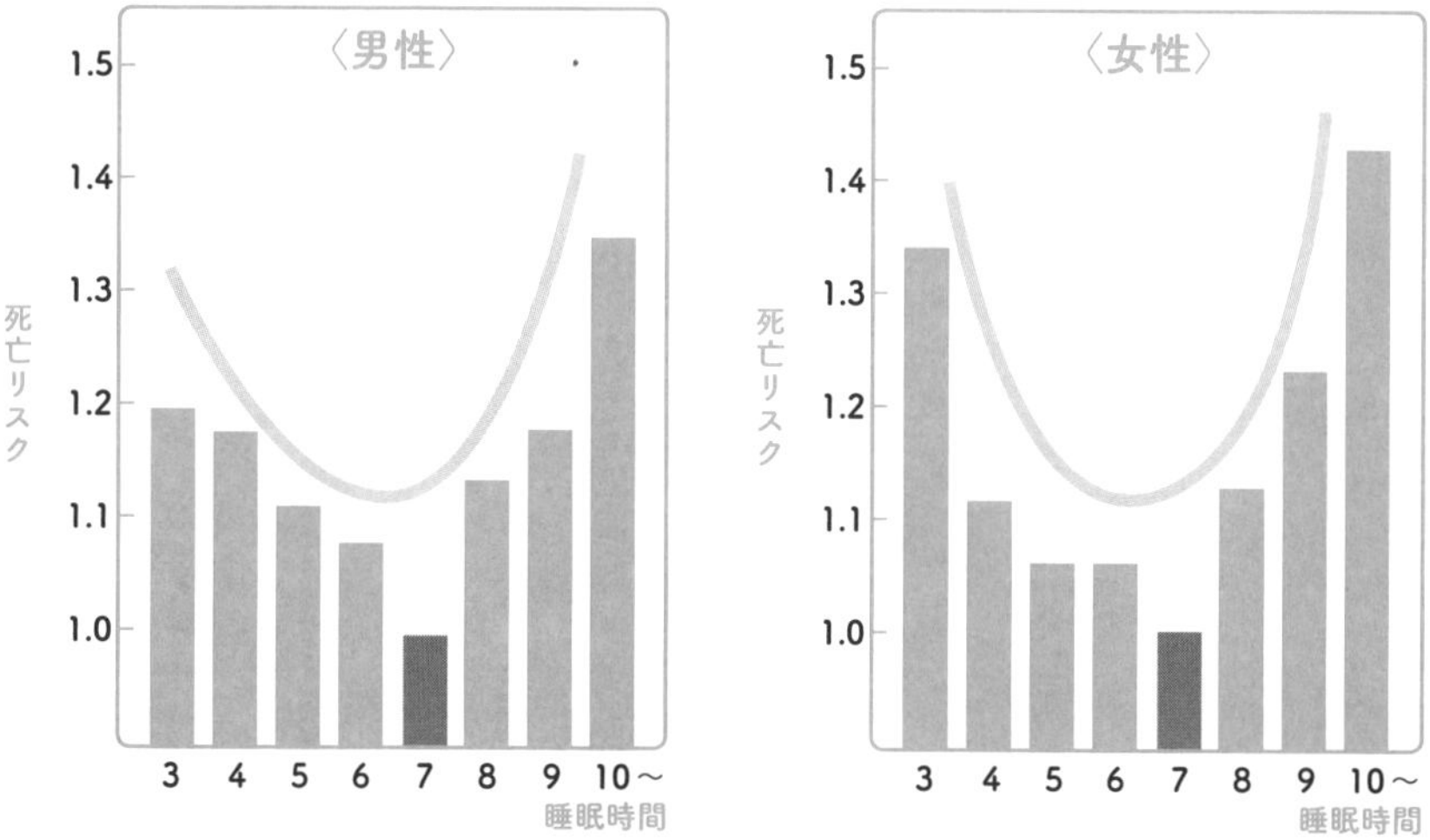

米国・サンディエゴ大学のKripkeらによる100万人規模の調査（2002年）

睡眠時間は短くても長くても
健康を損なうリスクが上がる！

脳卒中のリスクを高める「眠りすぎ」の人たち

1 夜間の睡眠時間

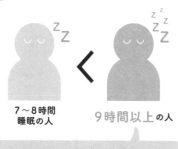

7～8時間睡眠の人 ＜ 9時間以上の人

脳卒中のリスクが23％も高い！

2 昼寝の時間

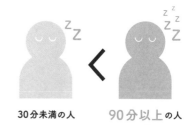

30分未満の人 ＜ 90分以上の人

脳卒中のリスクが25％も高い！

中国・華中科技大学のZhouらによる約31,750人を対象にした調査（2019年）

長時間の睡眠は脳卒中の発症リスクを高める！

7 訓練してもショートスリーパーにはなれない

ショートスリーパーは遺伝子で決まる特異体質のようなもの

まれに、短時間睡眠でも、体はいたって健康で、生活への支障も一切現れない人がいます。そのような人は、一般に「ショートスリーパー」と呼ばれます。

ナポレオンやエジソンが、1日3〜4時間睡眠だった話は有名です。現代でも、著名な実業家や政治家、芸能人に短時間睡眠で活躍する人が多くいます。それゆえ「ショートスリーパー＝成功者」のイメージも強く、憧《あこが》れる人も少なくないようです。しかし、ショートスリーパーは、トレーニングをしてなれるものではありません。

スタンフォード大学では、6時間未満の睡眠でも健康を維持している親子に着目し、その親子の「時計遺伝子」に変異があることを突き止めました。さらに、この親子と同じ遺伝子をもつマウスをつくり調べたところ、**ショートスリーパーは遺伝子によって決まる、生まれながらの特異体質のようなものとわかったのです。**

しかも、こういったタイプの遺伝子をもつ人は、全体の1％未満程度ともいわれています。本物のショートスリーパーは、かなりめずらしい存在といえるでしょう。

一方、相対性理論で知られるアインシュタインは10時間以上寝るロングスリーパーで、こちらは全体の3〜9％といわれます。**成功者であることと、睡眠時間は関係なさそうです。**

ショートスリーパー＝成功者とは限らない

ショートスリーパー　　　ロングスリーパー

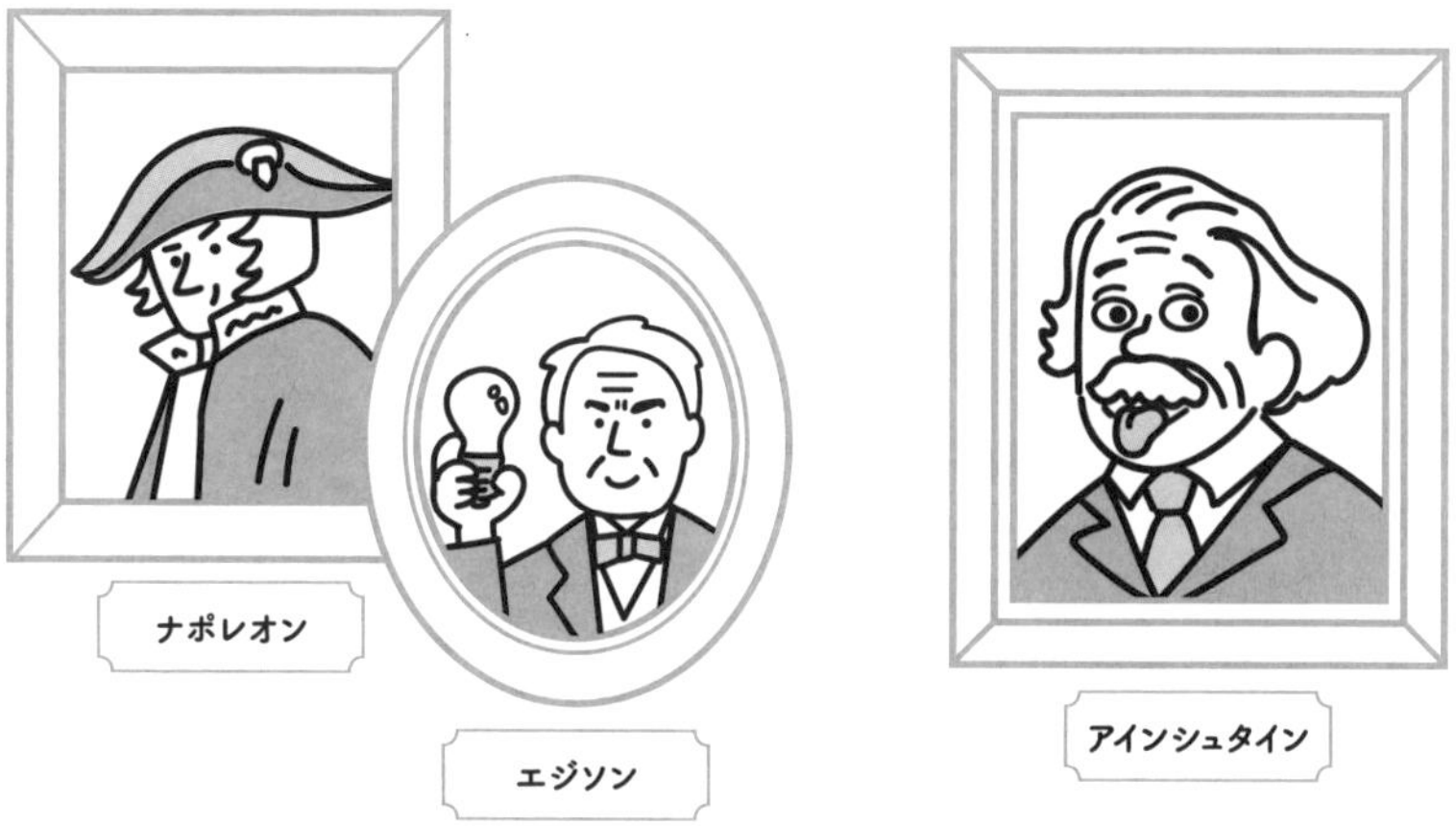

全体の1％未満
睡眠時間4時間未満の場合

全体の3～9％
睡眠時間8時間以上の場合

↓

ショートスリーパーは突然変異した時計遺伝子をもつ。
ほかの人はその生活リズムをまねできない！

ショートスリーパーの特徴

- 睡眠不足（7時間以下睡眠）による免疫力低下や疾病リスクの上昇はあてはまらない！
- 楽観的で、エネルギッシュで、マルチタスクに向いている傾向がある。
- 痛みに強い、時差ボケにあまり影響されないとの指摘もある。

8 睡眠不足を寝だめでは解消できない

蓄積された「眠りの借金」は休日の寝だめでは返せない

睡眠の専門家のあいだでは、**睡眠不足が蓄積されて慢性化している状態を「睡眠負債」と表現します**。「負債」という表現には、気がつかないあいだにふくれ上がってしまう、ネガティブなニュアンスがこめられています。

睡眠負債がたまると、脳や体にダメージを与える危険因子が蓄積されていくだけでなく、眠りたい欲求（睡眠圧）も強くなっていきます。

平日の睡眠不足を、「休日に寝だめして解消する」という人がいますが、これは、たまりたまった負債のほんの一部を返済しているにすぎません。つまり、自覚はなくても睡眠負債を抱えて生活していたと考えられるのです。

ふだん平均7・5時間睡眠の健康な人を対象に、毎日14時間ベッドに入り、好きなだけ寝てもらう実験を行なったところ、3週間後、平均睡眠時間は8・2時間で固定されました。このことから、1日40分ぶんの睡眠負債を抱えていたとわかったと同時に、日々の睡眠負債が清算されるのに、3週間かかることも判明したのです。

そのうえ、睡眠負債が解消されると、寝てもよいといわれても、体が必要とする睡眠時間以上には眠れない、つまり「睡眠預金」はできないことも明らかになりました（↓左図）。

休日の寝だめでは、日ごろの睡眠負債を完全に解消することも、睡眠預金もできないのです。

睡眠負債の解消には3週間もかかる!?

被験者8人が毎日14時間ベッドの上ですごし、寝たいだけ眠る実験を実施

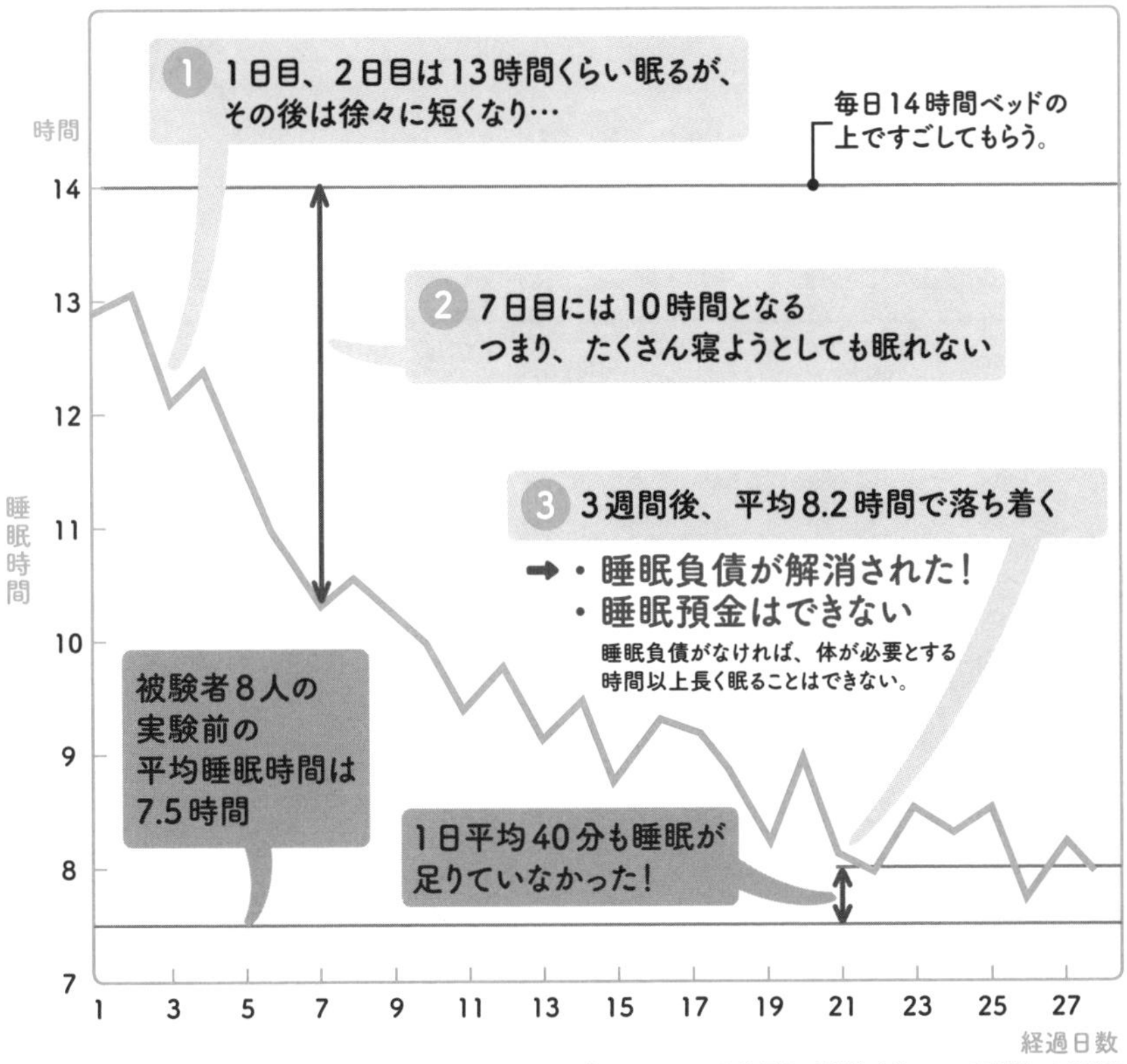
① 1日目、2日目は13時間くらい眠るが、その後は徐々に短くなり…
毎日14時間ベッドの上ですごしてもらう。
時間
14
13
12
11
10
9
8
7
睡眠時間
② 7日目には10時間となる
つまり、たくさん寝ようとしても眠れない
③ 3週間後、平均8.2時間で落ち着く
➡ ・睡眠負債が解消された！
・睡眠預金はできない
睡眠負債がなければ、体が必要とする時間以上長く眠ることはできない。
被験者8人の実験前の平均睡眠時間は7.5時間
1日平均40分も睡眠が足りていなかった！
1 3 5 7 9 11 13 15 17 19 21 23 25 27
経過日数

『スタンフォード式 最高の睡眠』（サンマーク出版）より改変

被験者8人に最適な睡眠時間を探ったところ

- 平均8.2時間眠ると、睡眠負債はたまらない。
- 1日平均40分の睡眠負債が解消されるまでに、3週間かかった。
- 睡眠預金はできない。

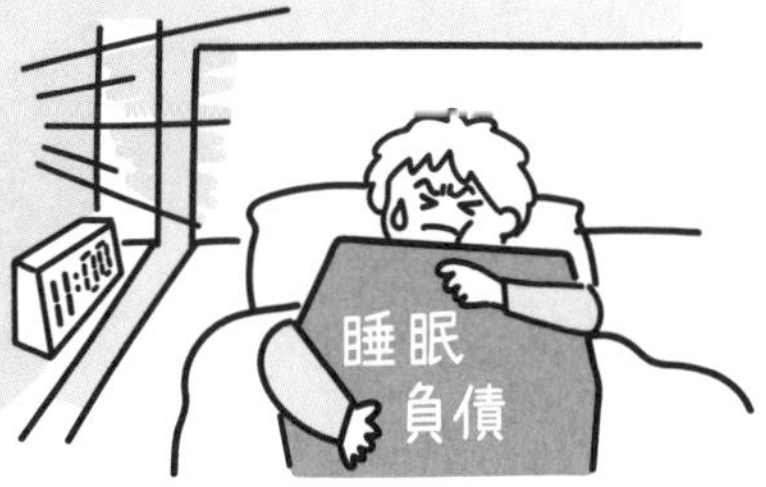
睡眠
負債

9 睡眠不足の運転は飲酒運転より危険！

本人も気づいていない「瞬間的な居眠り」がある！

睡眠負債を抱えた状態での運転は、アルコールや薬物摂取時の運転と同じくらい危険です。

睡眠負債を抱えているときの判断力やパフォーマンスの低下は、これまでの研究からも明らかです。一見、正常に活動しているように見えたり、本人の自覚がなかったりするぶん、むしろ飲酒運転より危険かもしれません。

アメリカの学会誌『Sleep』に、夜勤がある科（内科など）の医師と、夜勤がない科（放射線科など）の医師20名を対象に、日中の覚醒状況を比較した調査結果が発表されています。

その調査によると、**夜勤明けの医師は、本人も認識していないほど瞬間的な居眠り（マイクロスリープ）をしていることがわかったのです。**

マイクロスリープとは、脳波から読みとることができる眠りの状態で、1秒足らずの瞬間的なものもあれば、10秒程度つづくこともあります。

夜勤明けの医師にみられたマイクロスリープは、最長4秒ほどもありました。ところが、たいていはほんの一瞬の短い眠りであるために、本人も気がつかない場合が多くあります。これがマイクロスリープの怖さです。

たとえば、時速60㎞で車を運転しているとすれば、4秒眠っているあいだに70m近くも進んでしまいます。寝不足の日には、絶対に運転してはいけません！

本人も気づかないマイクロスリープの怖さ

タブレットの画面に丸い図形がランダムに出現する。
図形が出るたびにボタンを押す。これを約5分（約90回）つづけてもらう。

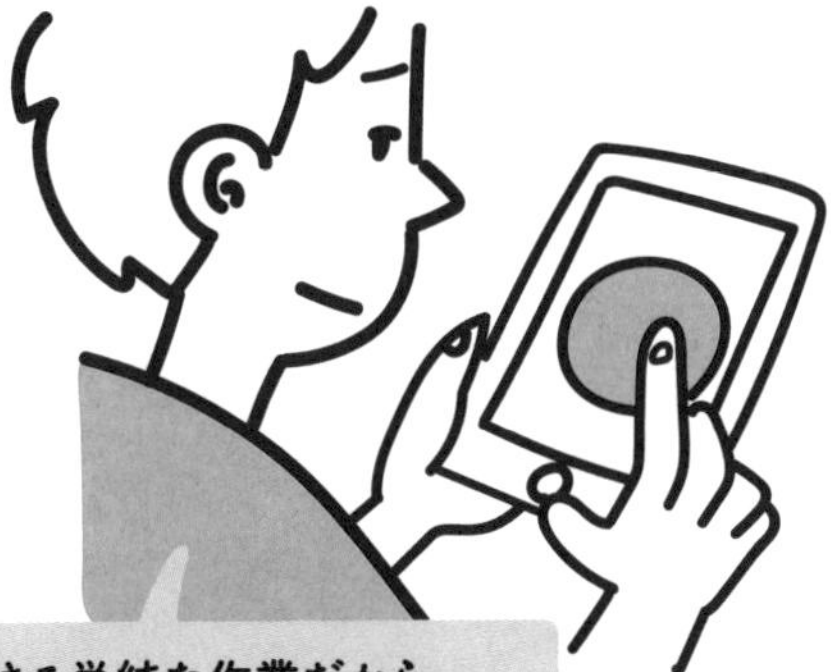

誰でもできる単純な作業だから、
退屈で眠くなってしまいがちだなあ

結果

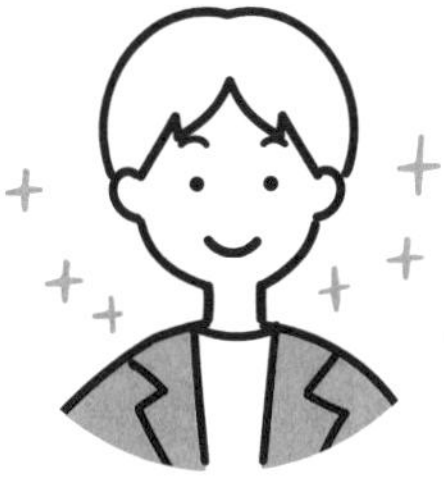

●夜勤のない医師
正確に反応し、
最後まで作業をつづけることができた。

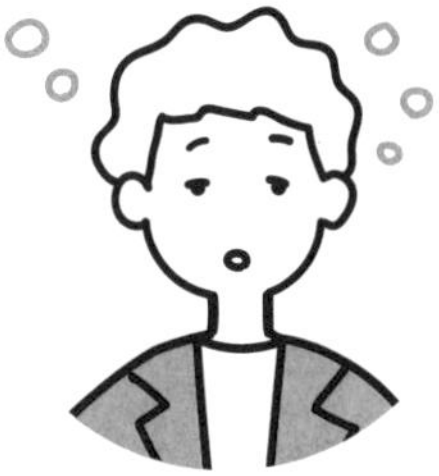

●夜勤明けの医師
約90回のうち3～4回、
4秒近くも反応しなかった。

瞬間的に眠ってしまっている！

カナダ・ウェストオンタリオ大学のSaxenaらによる調査（2005年）

夜勤明けの医師は4秒近く反応しないことも！
ぎりぎりの状態の脳が「もう限界」といっているようなもの。

10 午後の眠気はランチを抜いても撃退できない

昼食をとらなくても眠気を感じることがある

昼食後、しばらくすると体がだるくなって、眠くなる――この眠気は、アフタヌーンディップ（ポストランチディップ）と呼ばれます。

満腹になると消化器官への血流量が増え、脳への血流量は減るので、脳の働きが低下し、眠くなるという説を聞きます。しかし、脳への血流は常に最優先で確保されるため、この説は正しくありません。満腹感から気だるくなることはありますが、昼食をとらない日も眠気は襲ってきます。

つまり、午後の眠気は食事の影響ではなく、体内時計（生体リズム）（→左図）の影響と考えるほうが自然です。**体内時計のひとつである概日《がいじつ》リズム（サーカディアンリズム）では、日中の活動時間のちょうど中央あたりの14～16時に眠気が強くなると示されています。そもそもの体内時計のしくみとして、昼間に眠くなるのです。**

では、アフタヌーンディップはどう撃退すればいいのでしょう。もっとも効果的な方法は、毎日の睡眠時間を少しでも増やすことです。

対症療法としては、ランチをよく噛《か》んで食べたり、ガムを噛んだりすることです。噛むことには脳を覚醒させる働きがあり有効です。コーヒーなど、カフェイン入りの飲みものをとるのもいいでしょう。対症療法が効かないほどの強烈な眠気には、仮眠もおすすめです（→120ページ）。

午後の眠気は体内時計によるものだった

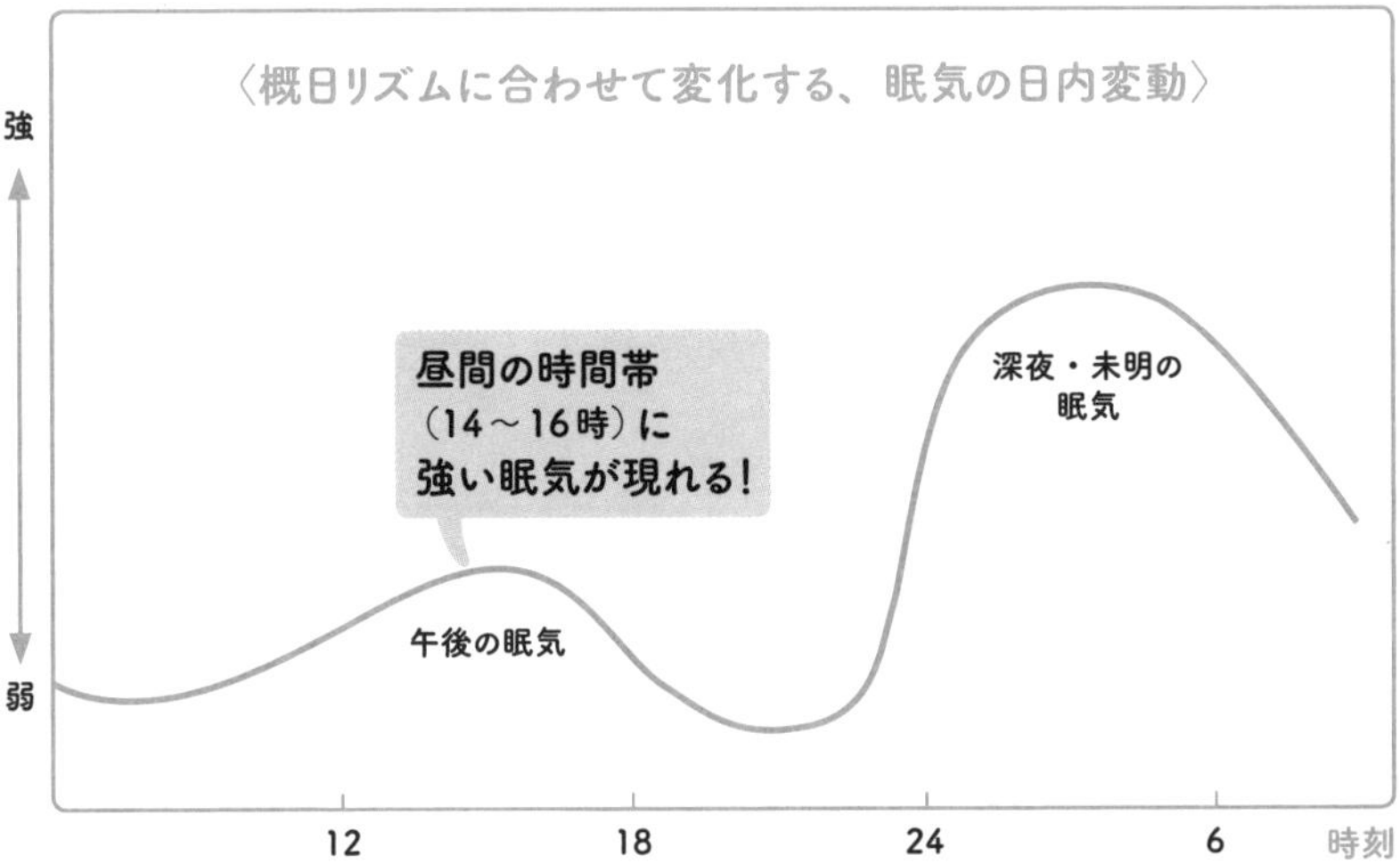

イスラエル・イスラエル工科大学のLavieらによる報告（1986年）

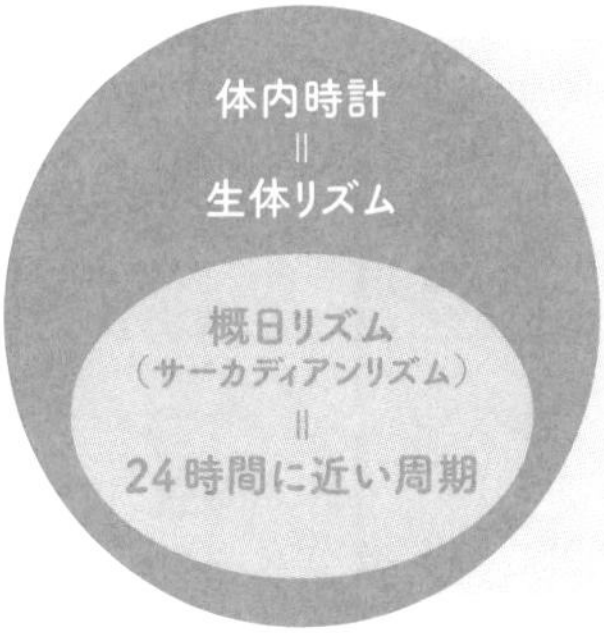

概日リズム（サーカディアンリズム）とは
体内時計（生体リズム）のうち、
地球の自転に合った約24時間周期のもの。
概日リズムは体内時計により調整され、
睡眠や覚醒のタイミングを決定する、
重要なシステムでもある。

➡詳しくは56ページ。

アフタヌーンディップを撃退するには？

- 日々の睡眠時間を少しでも増やす。
- 重い昼食をとらないよう心がける。
- よく噛んで食べる。
- カフェイン入りの飲みものをとる。

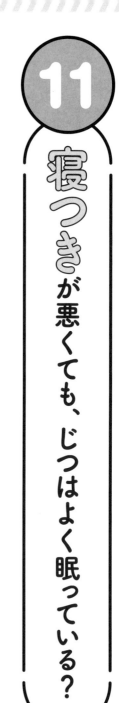

11 寝つきが悪くても、じつはよく眠っている？

寝つきが悪い人は
眠れない時間を長いと思いこみがち

眠りにつくまでの時間を、入眠潜時《せんじ》と呼びます。人はどのくらい眠れないと、寝つきが悪いと感じるのでしょうか。

若ければ1～2分でストンと眠りに落ちる人もいますが、年齢が上がるにつれて、もう少し時間がかかるようになります。**5～15分程度が、自然な入眠潜時といわれています。**

明かりを消して10分以上眠れないと「寝つきが悪い」と感じはじめ、30分もつづくと「眠れない」といら立ちはじめます。**眠れないときに「眠れない」と意識しすぎると、それがかえってストレスになり、ますます眠れなくなってしまいます。いちばんの対処法は、無理に眠ろうとしないことかもしれません。**

また、眠れないと感じている時間は、本人の体感と実際の長さにずれがあるといわれます。とくに、寝つきが悪いと悩んでいる人は、入眠までの時間を実際より長くとらえがちです。

スタンフォード大学が行なった調査で、若くて健康な10人と、寝つきが悪いと自覚している55歳以上の20人を集めて、それぞれの入眠潜時を測ったところ、前者は平均7～9分、後者は平均7分程度と、むしろ中高年の人たちのほうが短い結果でした。

眠れないと感じている人も、実際には、思いのほか早くに眠っているケースは多いのです。

寝つきの悪さと入眠潜時は一致しない?

健康な若年者と寝つきの悪さを感じている中高年者の入眠潜時を測ったところ…

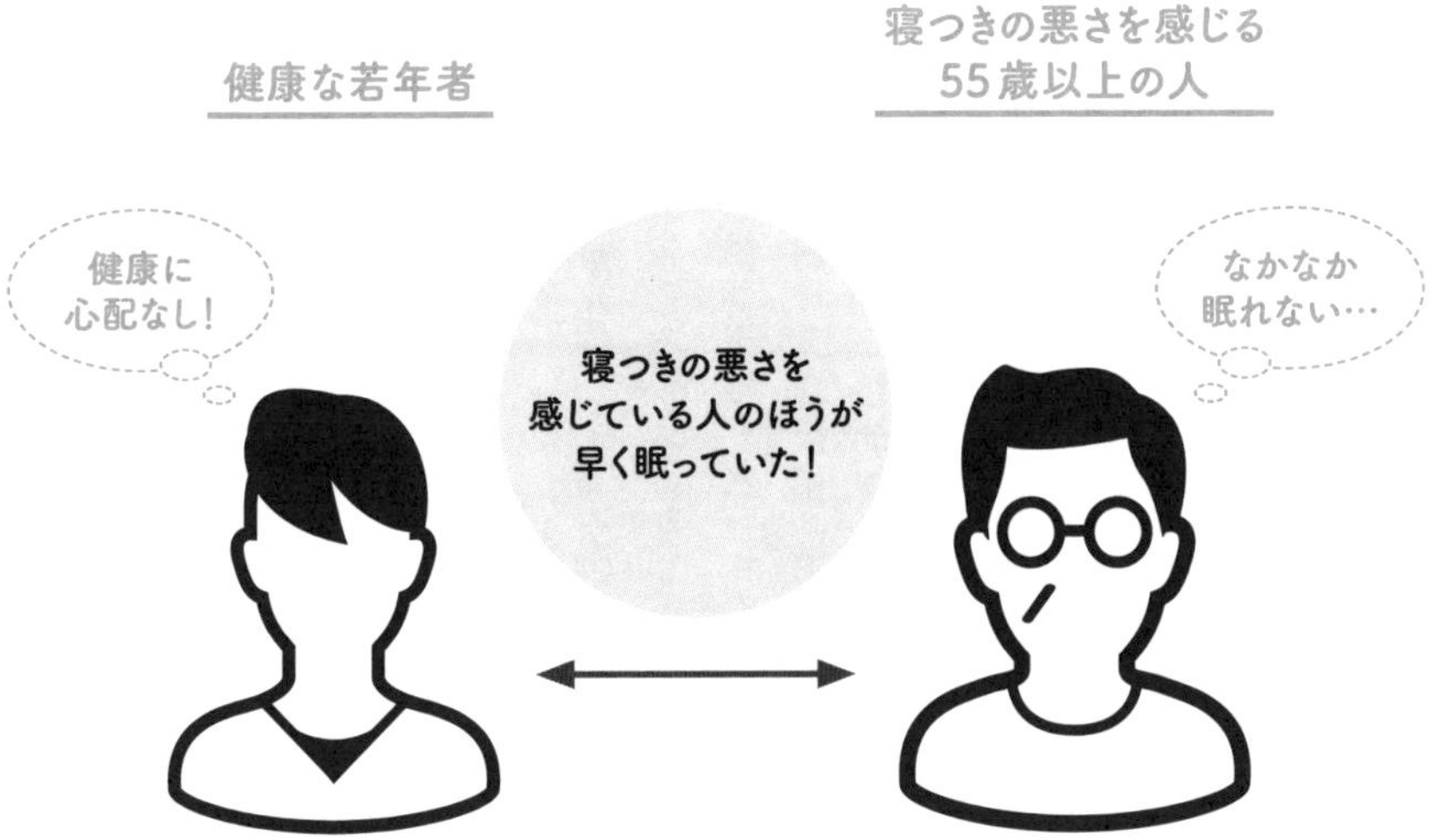
健康な若年者
寝つきの悪さを感じる
55歳以上の人
健康に
心配なし!
なかなか
眠れない…
寝つきの悪さを
感じている人のほうが
早く眠っていた!

健康な若年者	寝つきの悪さを感じる55歳以上の人
入眠潜時 平均7～9分	入眠潜時 平均約7分

米国・スタンフォード大学のChibaらによる調査(2018年)

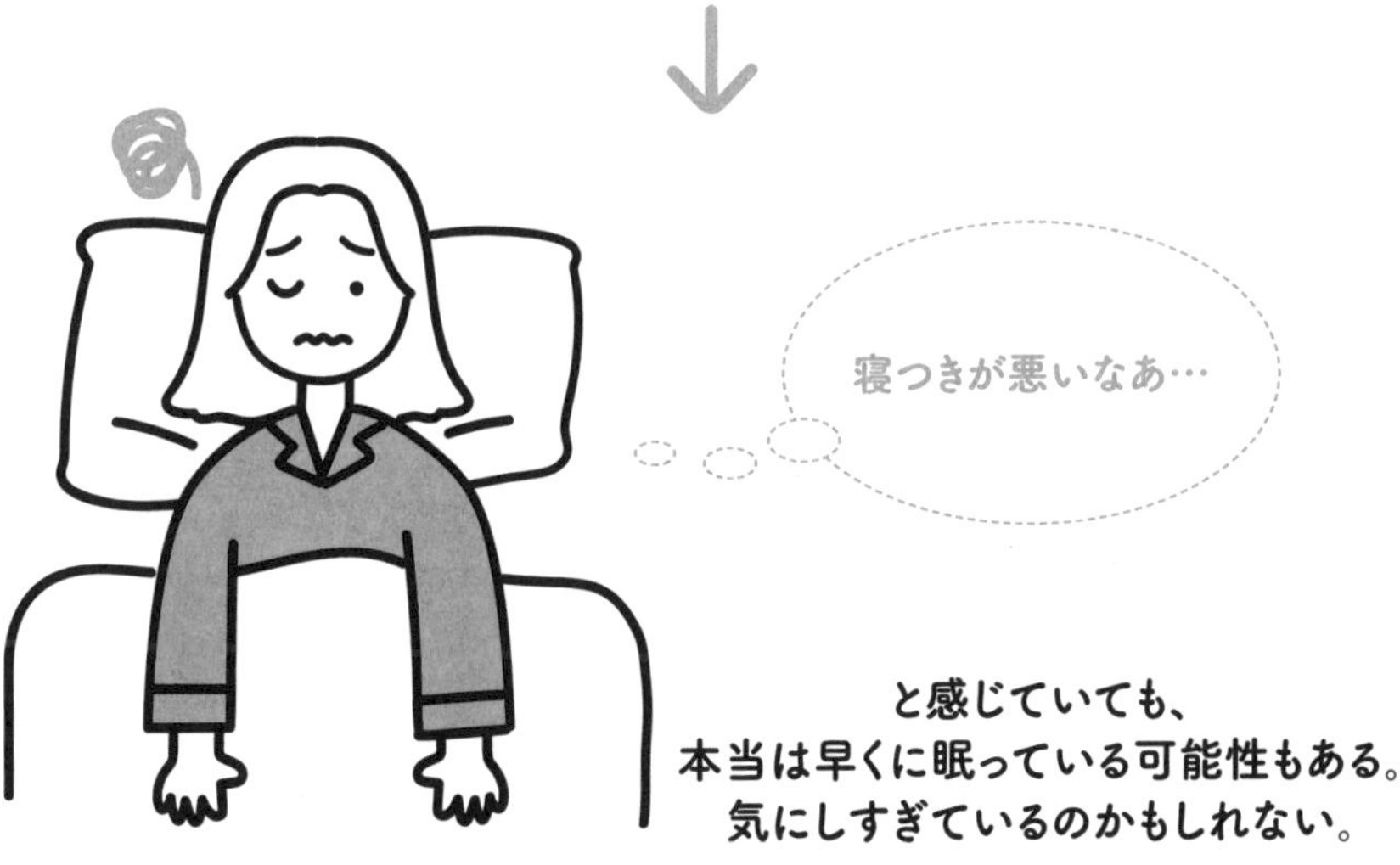
寝つきが悪いなあ…

と感じていても、
本当は早くに眠っている可能性もある。
気にしすぎているのかもしれない。

12 時差ボケは1日1時間しか修正できない

光を浴びる調整にも限界があるので気にせずすごすのも一案

　時差ボケは、人が飛行機で移動するようになって起こるようになった現象です。

　睡眠は体温変化と密接な関係にあります。体温は概日《がいじつ》リズムによって変動し、温度が下がると眠くなり、上がると覚醒します。

　タイムゾーンを越えて移動すると、体が体温などを、もとの場所での安定したリズムで保とうとするため、移動先の現地時間とのずれが生じます。すると、夜になっても体温が高くて眠れず、ぼんやりするなどの不調が起こります。これが時差ボケの正体です。

　体内時計は、いずれ現地時間に同調します。しかし、1日に約1時間ずつしか修正されないため、たとえば時差が7時間もある場所へ移動すると、現地に同調するまでに7日かかってしまいます。短期の旅行や出張では、滞在中ずっと時差ボケがつづいてしまうこともあり得ます。

　少しでも早く時差ボケを解消するために有効とされているのは、朝に光を浴びることと、朝食をしっかり食べることです。1日のはじまりを体に覚えさせることで概日リズムがリセットされて、現地時間に合わせやすくなるのです。

　それでも、時差ボケはすぐに修正できません。短期滞在の場合、時差は気にせず大事な予定に合わせて休息し、短時間の仮眠などで、体調を整えるほうが充実してすごせるかもしれません。

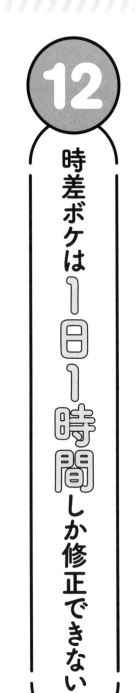

短い海外出張での時差ボケ対策

ふだん夜11時に寝て、朝7時に起きる人が、東京からサンフランシスコへ出張に行く場合…

対策法

東京－サンフランシスコの時差は＋17時間。
この時差は24時間を基準に合わせやすいほうにずれるため、実際は－7時間の修正。
ただし、後ろにずらすより前にずらすほうがつらく、時間もかかる。
▼
無理に時差ボケを解消しようとするよりも、大事な予定に合わせた仮眠をとる。

現地での予定

❶現地時間　1日目　19:00　夕食会
❷現地時間　2日目　11:00　視察
❸現地時間　2日目　15:00　会議

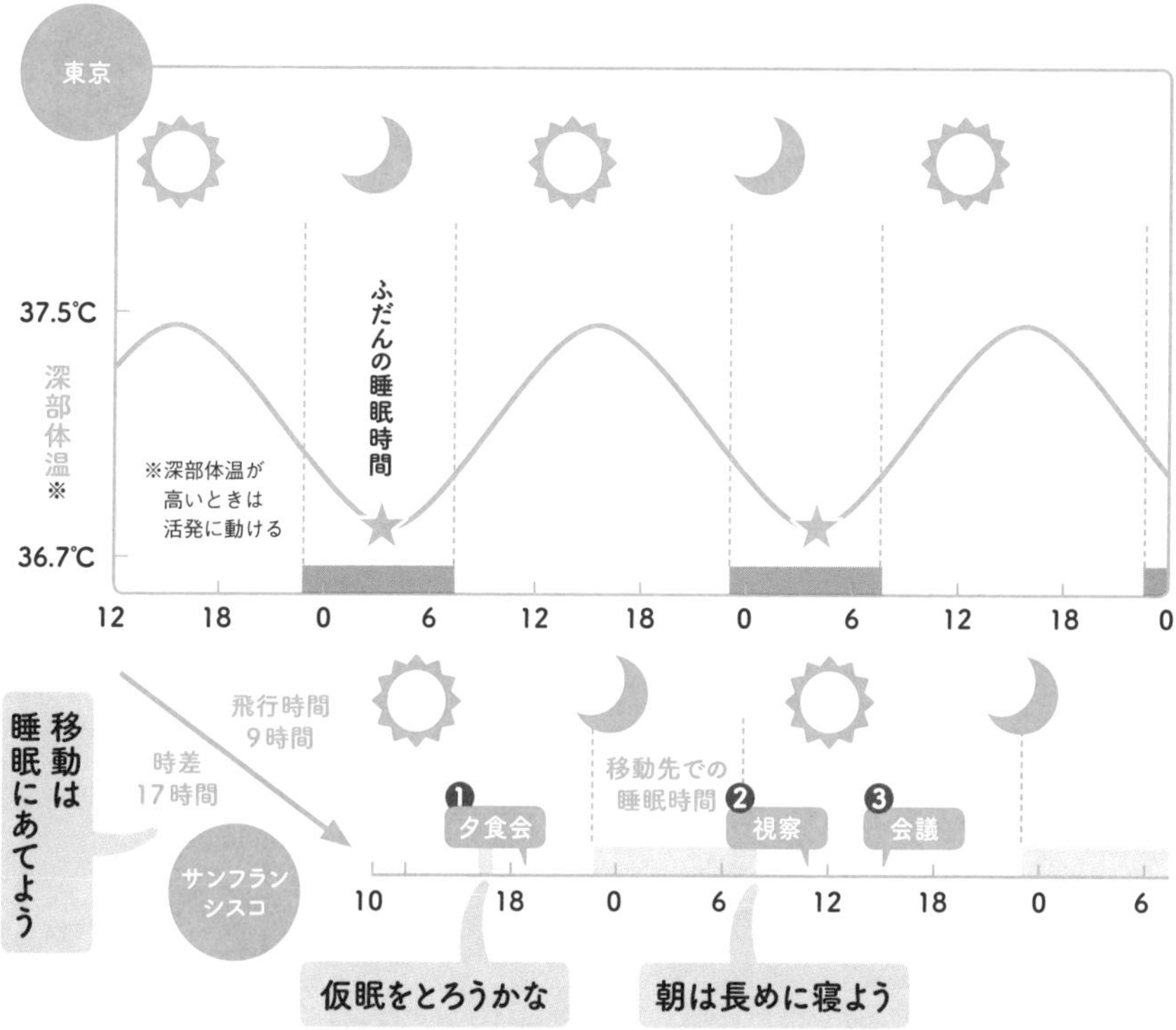

『睡眠障害 現代の国民病を科学の力で克服する』（角川新書）より改変

**★の時間帯は深部体温が低く、眠気が出やすい。
仮眠などで睡眠圧を下げておくことで、
予定をこなせる程度のコンディションを保つことができる！**

13 「朝型」「夜型」は、ときには変わる

遺伝的な要因がほとんどだが、環境的な影響もある

朝から活動的な「朝型」の人と、夜ふかしが得意な「夜型」の人の割合は、きれいな山型の曲線を描く正規分布です（↓左上図）。半分ほどはどちらでもなく、ある程度の朝型と夜型が20％ずつ、極端なタイプが5％ずつの分布です。

1日のなかでの体温の変化を比べると、朝型か夜型かがわかります。**平均より前の時間帯にずれていれば朝型、後ろにずれていれば夜型ですが、その差はせいぜい2～3時間程度です。**

朝型は、早朝から体温が上昇するので、覚醒の準備が早く整い、目覚めてすぐに活動をはじめられます。そして、夜になると体温が急激に低下するため入眠しやすく、眠りにつくまでの時間が短いのが特徴です。

一方、夜型は夕方から夜にかけて体温の高い状態がつづくので、夜遅くまで元気にすごせます。その後、平均より遅い時間帯に体温が下がりはじめ、早朝にもっとも低くなります。朝の体温上昇も遅いので、覚醒レベルが上がるのも遅く、昼すぎくらいまですっきりしません。

極端な「朝型」「夜型」は、遺伝で決まっているケースが大半とはいえ、多くの人は遺伝だけでなく、年齢や生活環境などの影響も受けるので、朝型、夜型が変わることもあります。

ただし、異なる型へ変更することは遺伝的な素質に逆らうため、あまりおすすめしません。

朝型・夜型も極端な人は5%ずつ

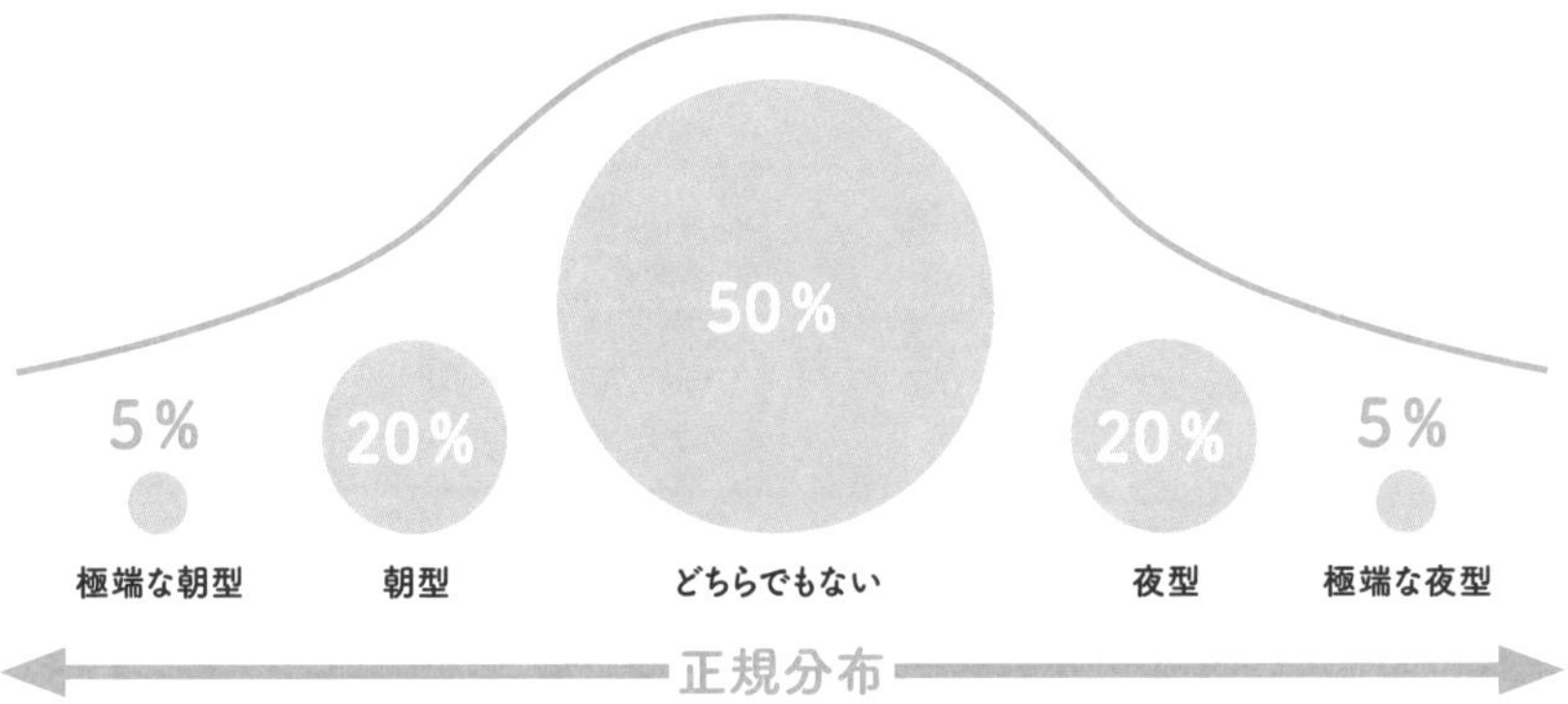

**朝型・夜型どちらでもない人は半分ほど。
朝型も夜型も極端な人はほんの少数。**

体温のリズムで朝型・夜型が決まる!

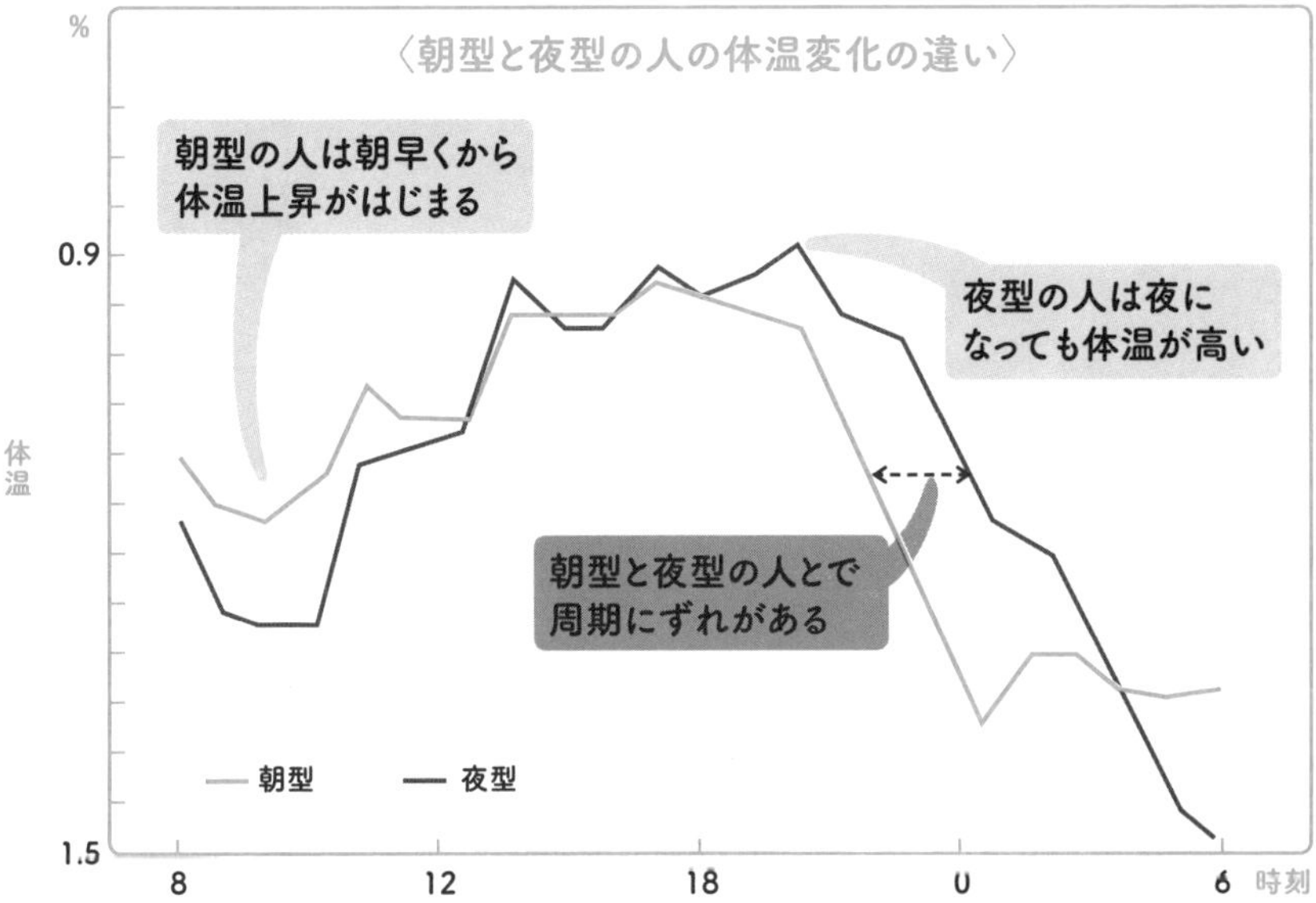

独国・ベルリン大学のStephanらによる報告（1985年）

**朝型のほうが夜型に比べて、十分な睡眠時間を確保しやすいことから、
健康的で病気になりにくいとの研究報告もある。**

14 起きたい時間に起きられる？

時刻を意識して寝ると その時間に起きられる

みなさんは毎朝、どんな方法で起きていますか？　目覚まし時計で？　誰かに起こしてもらって？　それぞれ自分なりの起き方があると思います。

なかには目覚まし時計など外からの刺激に頼らず、決めた時間に自然と起きられる人もいるでしょう。このような目覚め方を、自己覚醒といいます。気持ちよく起きられるうえに、日中の覚醒度もパフォーマンスも高くなります。

翌日の起床時刻を意識して眠ると、覚醒に欠かせないコルチゾールの分泌が、起床時刻の1時間ほど前から少しずつ上昇するとの研究報告があります。詳しいメカニズムはわかっていませんが、睡眠中に起床時刻が意識されることでその時刻にコルチゾールの分泌が高まりました。

コルチゾールは明け方に向かって少しずつ分泌が増え、目覚めてすぐに活動できるように体の調子を整えてくれるホルモンです。その分泌は体内時計により、調整されています。

体内時計は睡眠中も時間の経過を把握しています。つまり、自己覚醒は本来備わっている自然の力ともいえます。

起床時刻を意識せず眠ったときには、目覚める前のコルチゾールの分泌量の上昇はみられません。**起きたい具体的な時間を強く意識することがカギとなるのです。**

条件づけでホルモンの分泌量が変わった！

「毎朝９時に起こす」という条件づけを行なった被験者を、
３つのグループに分けて、睡眠・起床をしてもらった。

❶自己覚醒条件
「いつもより早い
６時に起こす」と伝え、
６時に起こす。

❷サプライズ条件
「いつもどおり
９時に起こす」と伝え、
６時に起こす。

❸通常条件
「いつもどおり
９時に起こす」と伝え、
９時に起こす。

睡眠中の副腎皮質刺激ホルモン（コルチゾールの分泌を促進するホルモン）の分泌量を測ったところ…

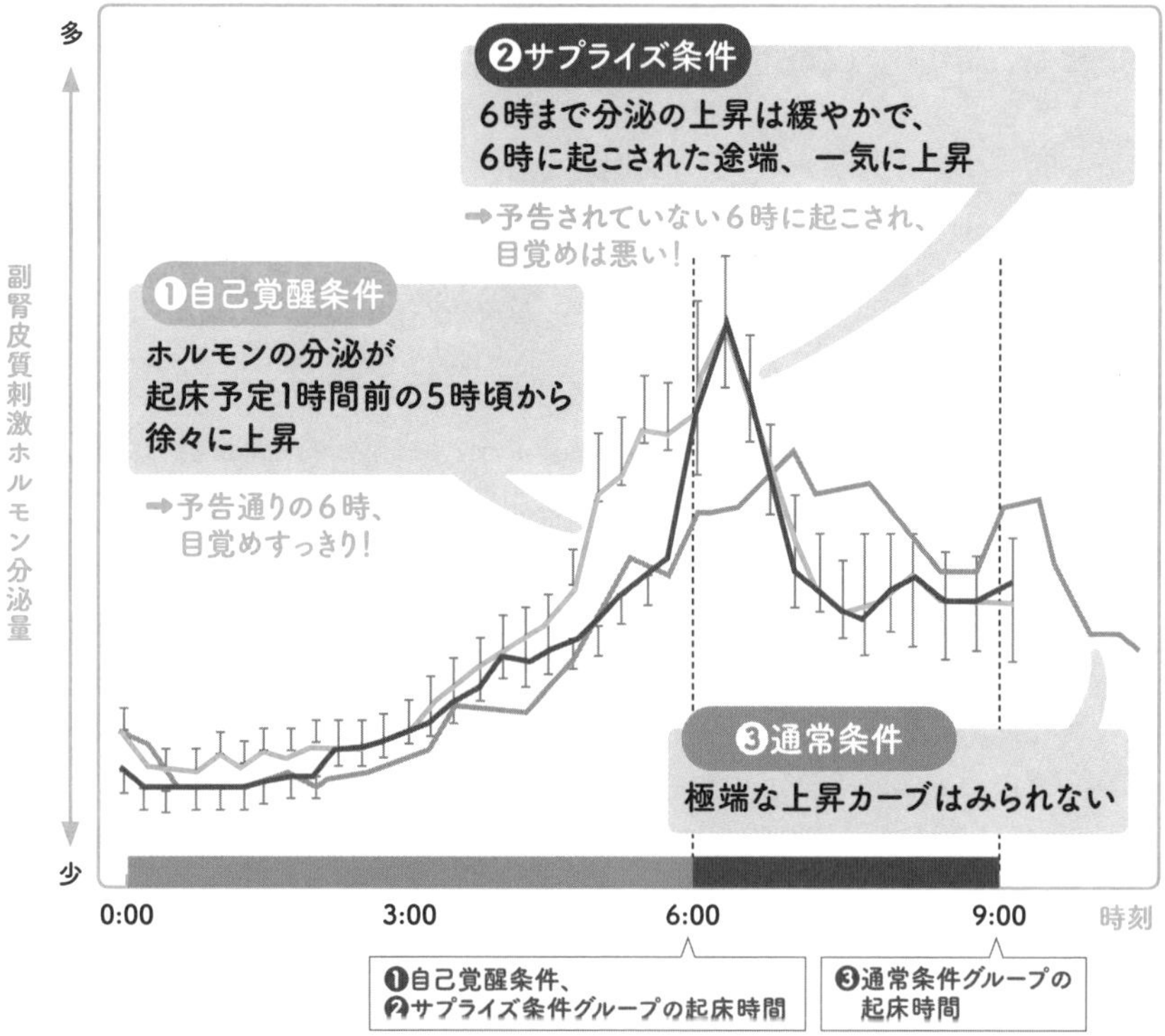
多
少
副腎皮質刺激ホルモン分泌量
❷サプライズ条件
6時まで分泌の上昇は緩やかで、
6時に起こされた途端、一気に上昇
➡予告されていない6時に起こされ、
目覚めは悪い！
❶自己覚醒条件
ホルモンの分泌が
起床予定1時間前の5時頃から
徐々に上昇
➡予告通りの6時、
目覚めすっきり！
❸通常条件
極端な上昇カーブはみられない
0:00
3:00
6:00
9:00
時刻
❶自己覚醒条件、
❷サプライズ条件グループの起床時間
❸通常条件グループの
起床時間

ベルギー・ブリュッセル自由大学のSpäth-Schwalbeらによる調査（1992年）

**「明日はこの時刻に起きたい」というときは
その起床時間を強く思い浮かべて眠ろう！**

COLUMN 1 クマが冬眠できるのだから人も冬眠できるはず!?

冬眠は長いあいだ、睡眠の1つのモデルと考えられていました。

ところが1990年代のスタンフォード大学の研究の、シマリス類の観察で、長い期間冬眠すればするほど、まるで断眠したように睡眠圧が上がり、冬眠後には深く長い睡眠に入ることがわかりました。すなわち、冬眠は、睡眠とはまったく異なる代謝/覚醒状態であることが判明したのです。

しかしながら、冬眠の機序《きじょ》（メカニズム）は長らく不明でした。そもそも人間は外気温が高くても低くても、37℃前後の体温を一定に保とうとするため、たとえ眠っていても多くのエネルギーを使います。一方、クマのような一部の哺乳動物では、冬など食物が十分に得られないときに、体温を下げて低代謝状態にする冬眠という体のしくみを備えています。このしくみにより、少ないエネルギーで3～4ヵ月という長い期間を生き延びられるわけです。

筑波大学と理化学研究所のマウスを使った最新の研究で、脳の視床《ししょう》下部《かぶ》にある神経細胞群（Q神経）を刺激すると、体温や代謝が数日間にわたって低下する“冬眠に近い状態”になるとわかりました。マウスは外界の状況によりトーパー（ミニ冬眠）という、低代謝状態をともなう行動的鈍麻《どんま》を自発的に示すことが知られています。そのため、Q神経の刺激で、マウスの冬眠状態を引き起こすことができたのかもしれません。

では、人間の場合はどうでしょう。発掘された太古の骨の成長状況から、人も大昔には冬眠していたのではないか（骨の成長休止状態の確認）ともいわれています。現在、人も冬眠が可能になれば、往復で約400日もかかる火星などへのスペーストラベルにとっては朗報です。一般人が宇宙旅行できる時代もそれほど遠くはないかもしれません。

文・西野精治

Takahashi, T. M., Sunagawa, G. A., Soya, S., Abe, M., Sakurai, K., Ishikawa, K., Sakurai, T. A.-O. A discrete neuronal circuit induces a hibernation-like state in rodents. 2020; (1476-4687 (Electronic)).

第2章

ここまでわかった！
睡眠の科学的メカニズム

15

こんなにスゴイ！　睡眠の仕事❶

脳をしっかり休ませ、体をメンテナンスする！

深いノンレム睡眠は、脳の休息時間

上質な睡眠を手に入れるには、第1章で紹介したような正しい知識を学んだうえで、習慣化することが大切です。

そもそも、人はなぜ眠るのでしょうか。

ラットを用いた断眠実験を行なうと、1週間をすぎたころには、毛が抜け、体温が下がり、やがて感染症を発症するなどして死んでしまいます。人間の場合、すぐに死ぬことはありませんが、十分な睡眠をとらないと、判断能力が低下し、体調も悪化してしまいます。

睡眠は健康に生きるために欠かせないものです。とくに大きな仕事（役割）を、5つ担っています。

①脳をしっかり休ませ、体をメンテナンスする。
②自律神経やホルモンバランスを整える。
③記憶を整理して定着させる。
④免疫力を上げて抵抗力を高める。
⑤脳の老廃物を除去する。

まずは①について。かつては「睡眠＝単なる休息」と考えられてきました。しかし、脳活動が活発なレム睡眠があるとわかってからは、眠っているあいだずっと「完全な電源オフ」の状態になるのではなく、何かあればすぐに起動できる「アイドリングモード」があると考えられるようになりました。**脳は、深いノンレム睡眠のときのみ休んでいるのです**（→左図）。

深いノンレム睡眠は脳を休める時間

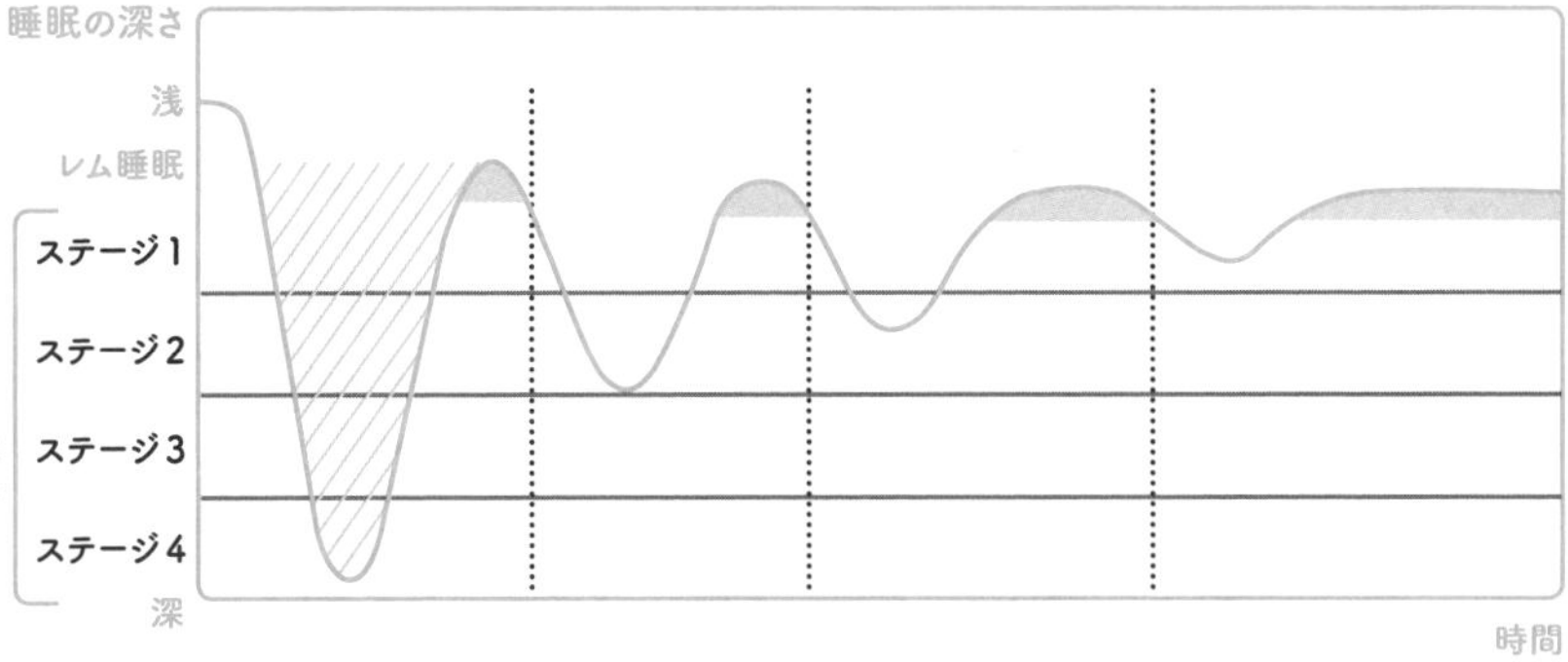

ノンレム睡眠は深さによって4段階に分けられる。

↓

さらにステージごとに脳波も変わる！

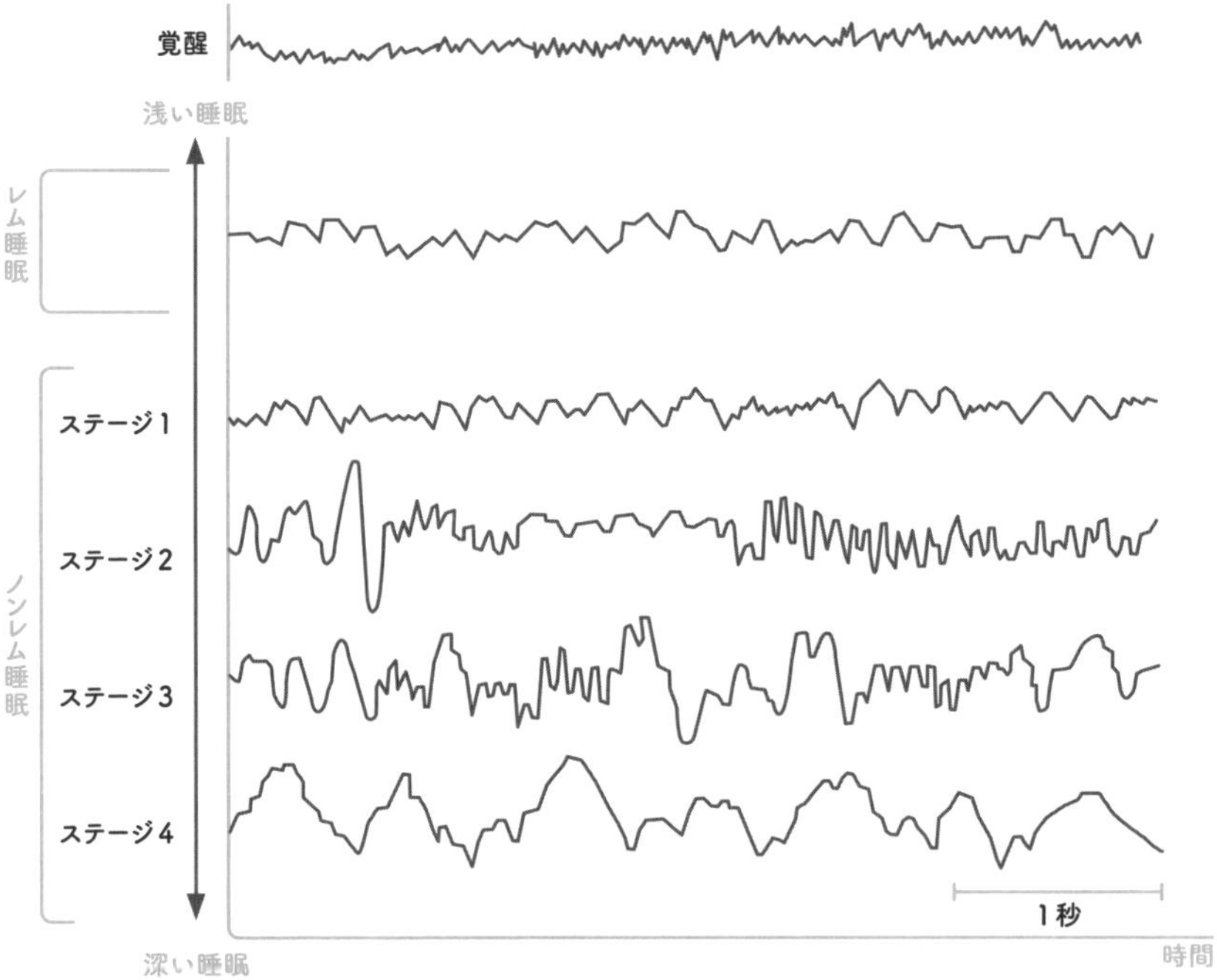

ノンレム睡眠が深くなるにつれて、脳波の振幅はゆっくりと大きくなる。
レム睡眠時の脳波は覚醒時の脳波に近く、活発に活動している。
脳をしっかり休めるために、より深いノンレム睡眠が必要！

16 こんなにスゴイ! 睡眠の仕事❷
自律神経やホルモンバランスを整える!

眠りが自律神経をリラックスモードに切り替える!

自律神経は、心臓をはじめとする内臓の働きや体温、代謝などの調節を24時間休むことなく行なっています。交感神経と副交感神経があり、1日のなかで時間帯や活動状況によって、どちらか一方が30%ほど優位に働きます。

交感神経が優位になると、血圧が上がり、筋肉や心臓の動きも活発になるため、脳も体もアクティブな興奮状態となります。一方、副交感神経が優位になると、血圧が下がり、心臓の動きや呼吸もおだやかな状態になります。

健康な状態であれば、日中は活動モードの交感神経が優位となり、食後や睡眠中はリラックスモードの副交感神経優位に自然と切り替わります。ところが、現代人のライフスタイルは、緊張やストレスから交感神経優位の状態がつづきがちで、脳も体も疲れやすくなっています。

睡眠は活発な状態の交感神経を弱めて、副交感神経を優位にする役割を担っているので、その機能をうまく生かしたいところです。

睡眠はホルモンとの関係も密接です。代謝や体の成長を促進する成長ホルモン（グロースホルモン）は入眠直後の深いノンレム睡眠で分泌が活発になります（↓左図）。生殖や母性行動にかかわるプロラクチンは、入眠直後から分泌がはじまり、睡眠の後半に増加します。正しい睡眠が正しいホルモンバランスをみちびくのです。

成長ホルモンの分泌は最初のノンレム睡眠がカギ!

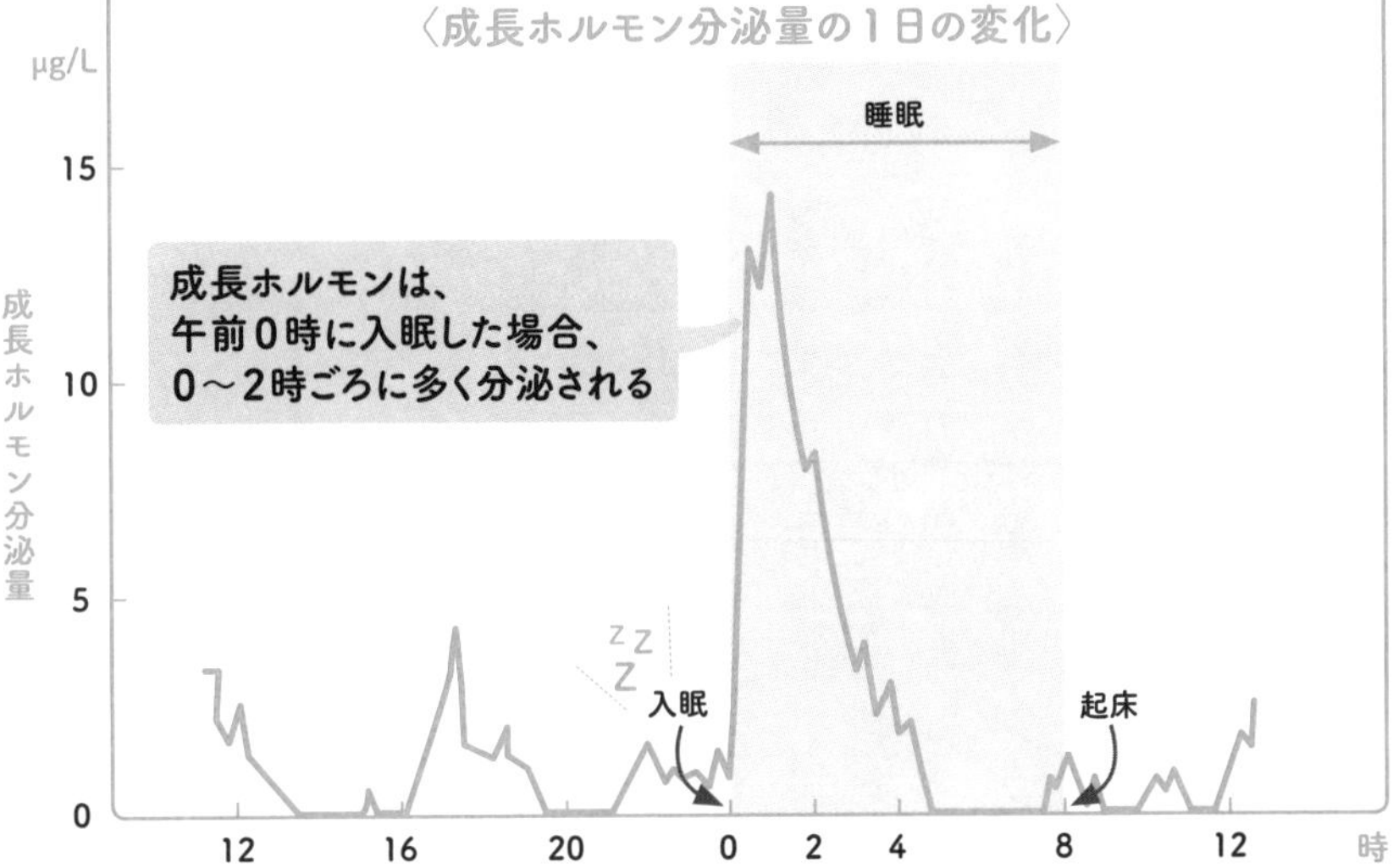

ブリュッセル自由大学のVan Coevordenらの図(1991年)を改変

- 成長ホルモンは、ノンレム睡眠の第1周期に70〜80%が分泌される。
- 成長ホルモンの分泌量は、時間帯ではなく睡眠によって変わる。

↓

最初のノンレム睡眠の質を上げれば、
成長ホルモンは分泌されやすくなる!
寝る時間を一定にするのがポイント。

成長ホルモンが出ないと…

- コレステロールが増える。
- 骨が弱くなり、折れやすくなる。
- 筋肉量が減る。
- 体力が落ちる。
- 肌が荒れる。

など健康リスクが高まる!

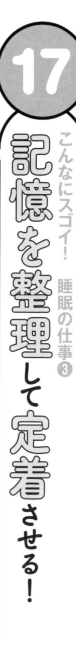

17

こんなにスゴイ！ 睡眠の仕事③

記憶を整理して定着させる！

深いノンレム睡眠やレム睡眠が いやな記憶を消してくれる

脳には日々膨大な量の情報が入ってきます。すべてを記憶することは不可能なので、覚えておくことと忘れることを区別して、必要と判断した情報のみを「記憶」として残します。

記憶にはいろいろな過程があり、どの睡眠の段階も記憶の定着や消去にかかわっています。

新しい記憶は脳の海馬《かいば》という部分に一度入って整理され、大脳皮質《だいのうひしつ》という部分で古い記憶となり、固定されます。**海馬から大脳皮質への情報の伝達は、眠りはじめの深いノンレム睡眠のときに行なわれます。自転車の乗り方やスポーツ技術の習得など体で覚える記憶**（手続き記憶）**は、浅いノンレム睡眠で定着します。**

一方、レム睡眠のときには、経験したことをかつての記憶と関連づけたり、いつでもスムーズに記憶が引き出せるようにひもづけたりと、記憶を整理していると考えられています。

また、ネガティブな感情にとらわれないためにも、忘れることは重要です。**記憶の消去が行なわれるのも最初の深いノンレム睡眠のときとされていますが、最近の研究でレム睡眠もかかわっていることがわかりました**（→左上図）。

このように、記憶の整理と定着には、睡眠すべての段階が必要なのです。試験勉強やスポーツの練習のあとは、とくにしっかり眠って、脳のもつ記憶の働きを助けましょう。

眠りの深さによって記憶されるものは変わる！

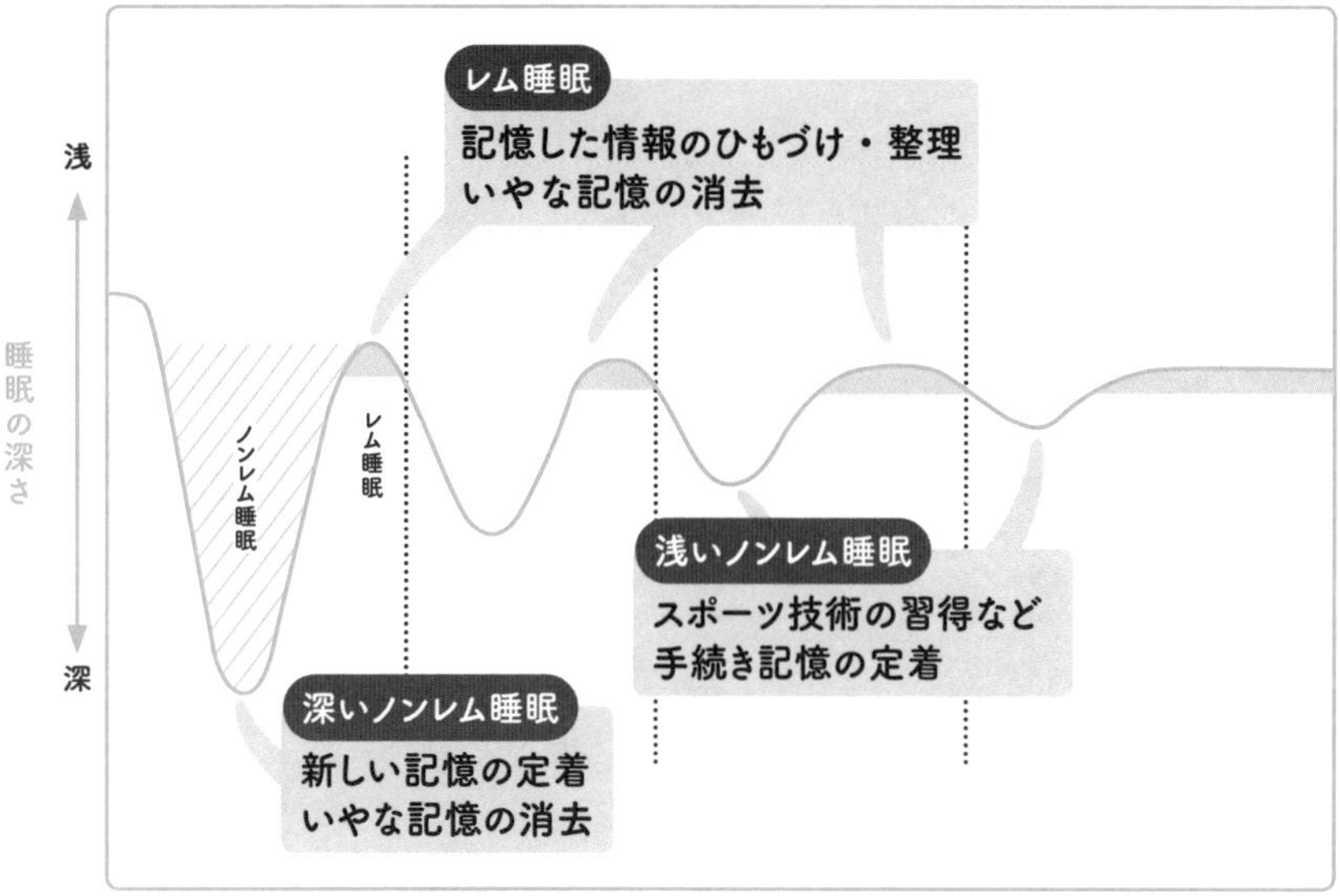

レム睡眠
記憶した情報のひもづけ・整理
いやな記憶の消去
浅
睡眠の深さ
深
ノンレム睡眠
レム睡眠
浅いノンレム睡眠
スポーツ技術の習得など
手続き記憶の定着
深いノンレム睡眠
新しい記憶の定着
いやな記憶の消去

『スタンフォード式 最高の睡眠』（サンマーク出版）より改変

よく眠ることで、見たこと、聞いたこと、
学習したことなどが、記憶として定着する！

夢の正体は記憶の転送作業？

記憶定着のメインルートは海馬から大脳皮質。

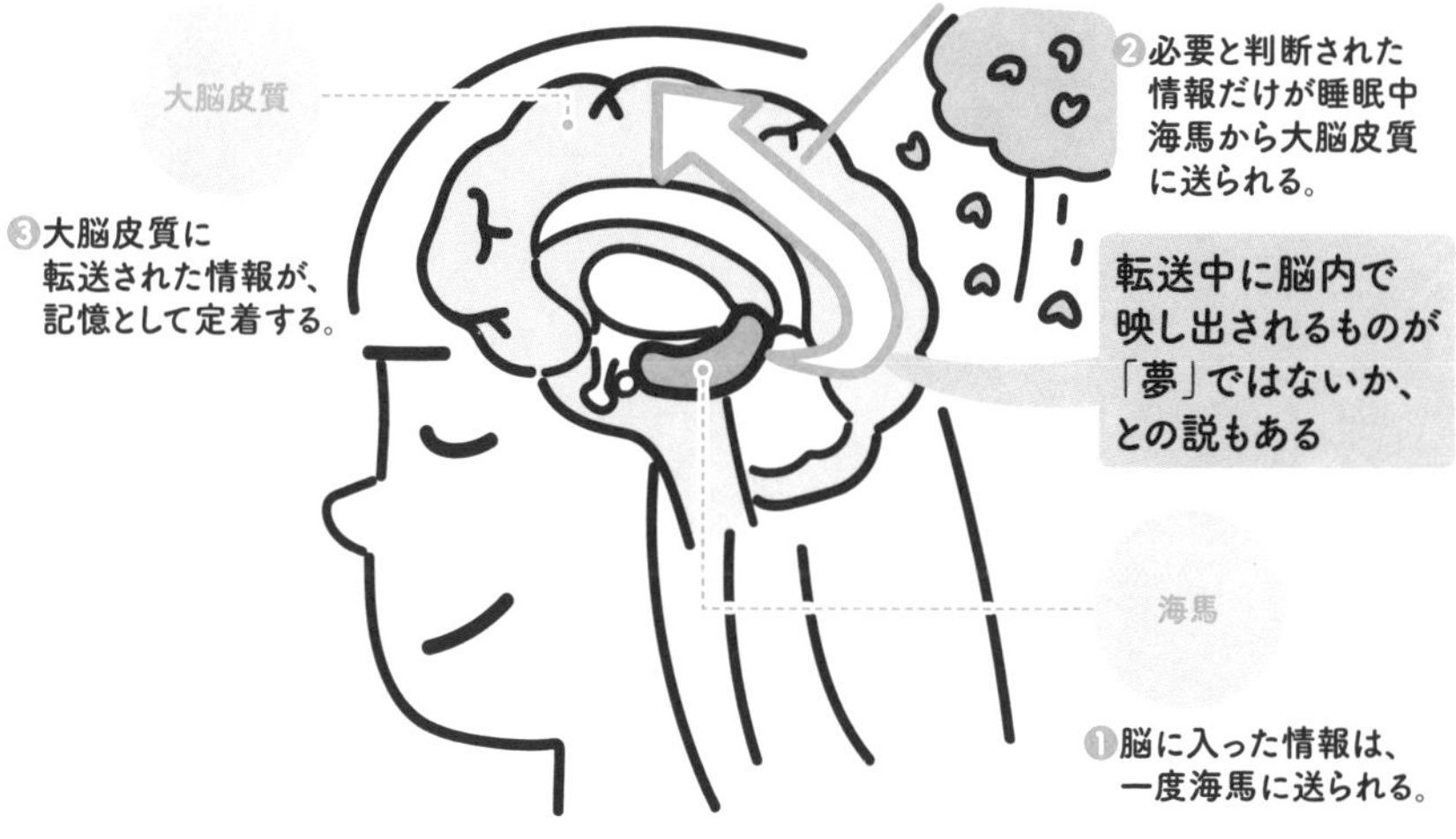

大脳皮質
❷必要と判断された
情報だけが睡眠中
海馬から大脳皮質
に送られる。
❸大脳皮質に
転送された情報が、
記憶として定着する。
転送中に脳内で
映し出されるものが
「夢」ではないか、
との説もある
海馬
❶脳に入った情報は、
一度海馬に送られる。

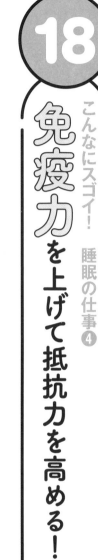

18

こんなにスゴイ！ 睡眠の仕事④

免疫力を上げて抵抗力を高める！

サイトカインという生理活性物質が体を休ませる指令を出す

短い断眠は交感神経を活発にし、免疫力を上げるという報告もあります。しかし、10ページの調査のように、睡眠不足による免疫力の低下は明らかです。

免疫はホルモンと連動しているので、睡眠不足などでホルモンバランスがくずれると、正常に機能しなくなります。

とくに、**代謝にかかわる成長ホルモン**（グロースホルモン）**は、最初のノンレム睡眠が現れないと分泌が激減し、傷ついた細胞の修復に差し支えます。結果、免疫力が低下し、菌やウイルスが侵入しやすくなってしまうのです。**

風邪《かぜ》やインフルエンザにかかると、熱が上がって苦しくなり、とても眠くなります。これは免疫が正しく機能している証《あかし》です。

ウイルスが体内に侵入すると、その情報を受けとった免疫細胞が、別の免疫細胞にサイトカインという生理活性物質の一種を出して指令します。すると、指令を受けた細胞が、ウイルスに感染した細胞への攻撃をはじめます。

このときサイトカインは、免疫細胞が十分に機能してウイルスと闘えるよう、体温を上げ、体を休めるなどといった指令も出してサポートしています。そのため熱が出たり、眠くなったりするのです。免疫が正しく機能するよう、適切な睡眠で体を整えておくことも大切なのです。

免疫システムをつかさどるしくみ

免疫細胞にはそれぞれに役割がある。
情報伝達にはサイトカインという物質が使われている。

サイトカイン
免疫細胞から出される生理活性物質。
たんぱく質の一種。生理活性物質は、
生体機能を調節する働きをもつ。

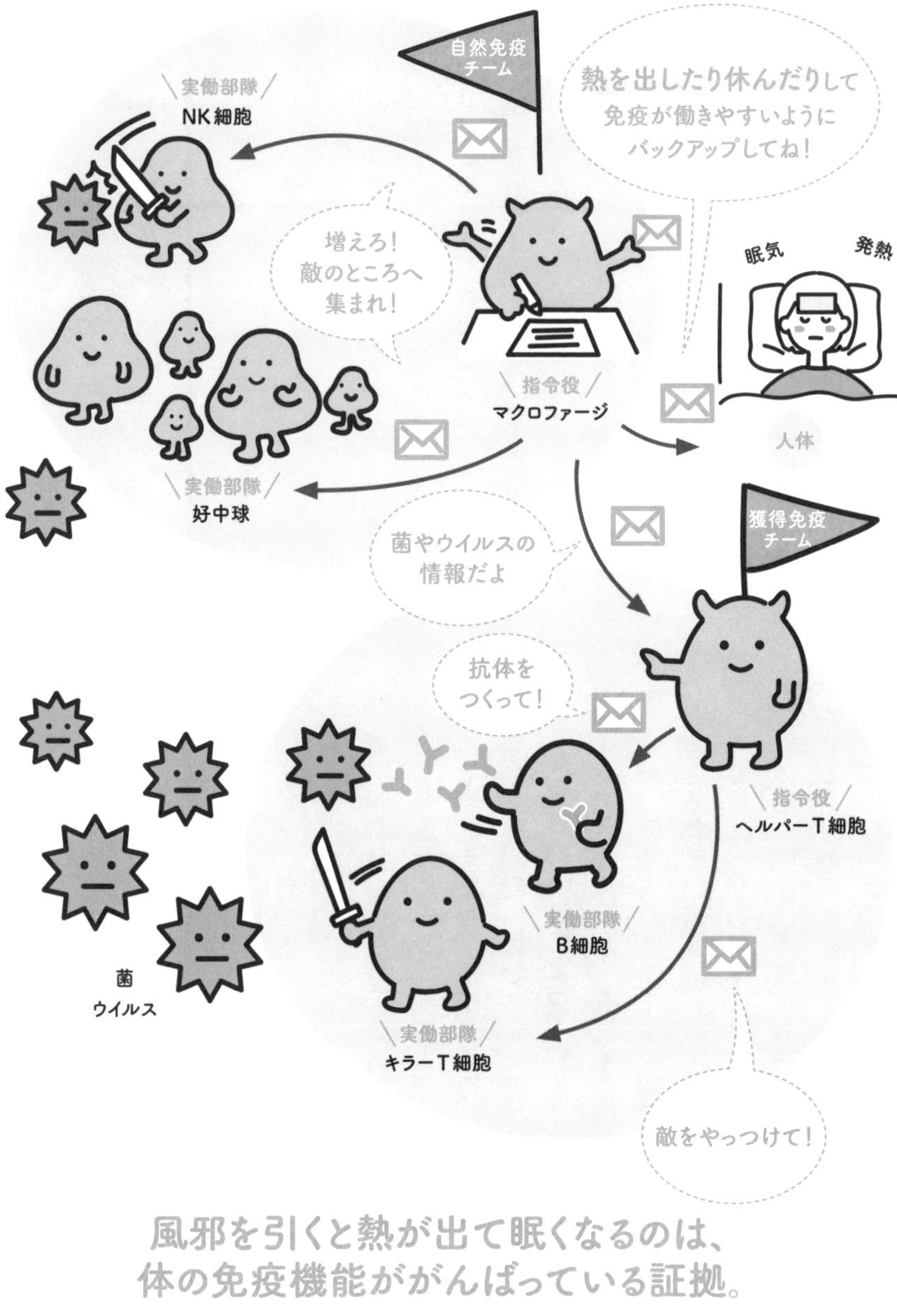

風邪を引くと熱が出て眠くなるのは、体の免疫機能ががんばっている証拠。

19

こんなにスゴイ！　睡眠の仕事⑤

脳の老廃物を除去する！

グリンパティックシステムが認知症を予防する!?

人の体を構成する37兆個もの細胞はそれぞれ代謝を行ない、それにともなって老廃物が生じます。老廃物はリンパ組織などを通して、細胞外へ排出されます。

脳の重さは成人で約1200〜1400gと、体重のたった2%程度にもかかわらず、ほぼ休みなく活動するため、体全体の約18%ものエネルギーを消費しているといわれます。

代謝が活発に行なわれると、そのぶん老廃物も多く生じます。**ところが、脳にはリンパ組織がありません。そのかわりに、脳の老廃物は脳内をめぐる脳脊髄液《せきずい》という液体で、洗い流されています。**この働きを、グリンパティックシステムといいます。

老廃物の除去はおもに睡眠中に行なわれているため、睡眠不足がつづくと老廃物の処理が十分にできなくなり、蓄積されてしまいます。

なかでも、使い終わったたんぱく質（アミロイドβ前駆体）の代謝によって生じる老廃物、アミロイドβ《ベータ》がたまると、脳に老人斑《はん》というシミをつくり、アルツハイマー型認知症の原因となると考えられています。

アミロイドβの蓄積は高齢になってからではなく、認知症発症の20年も前からはじまるといわれます。若いころからたまった睡眠不足が、認知症にも影響すると考えられるのです。

睡眠は脳の強力な清掃時間！

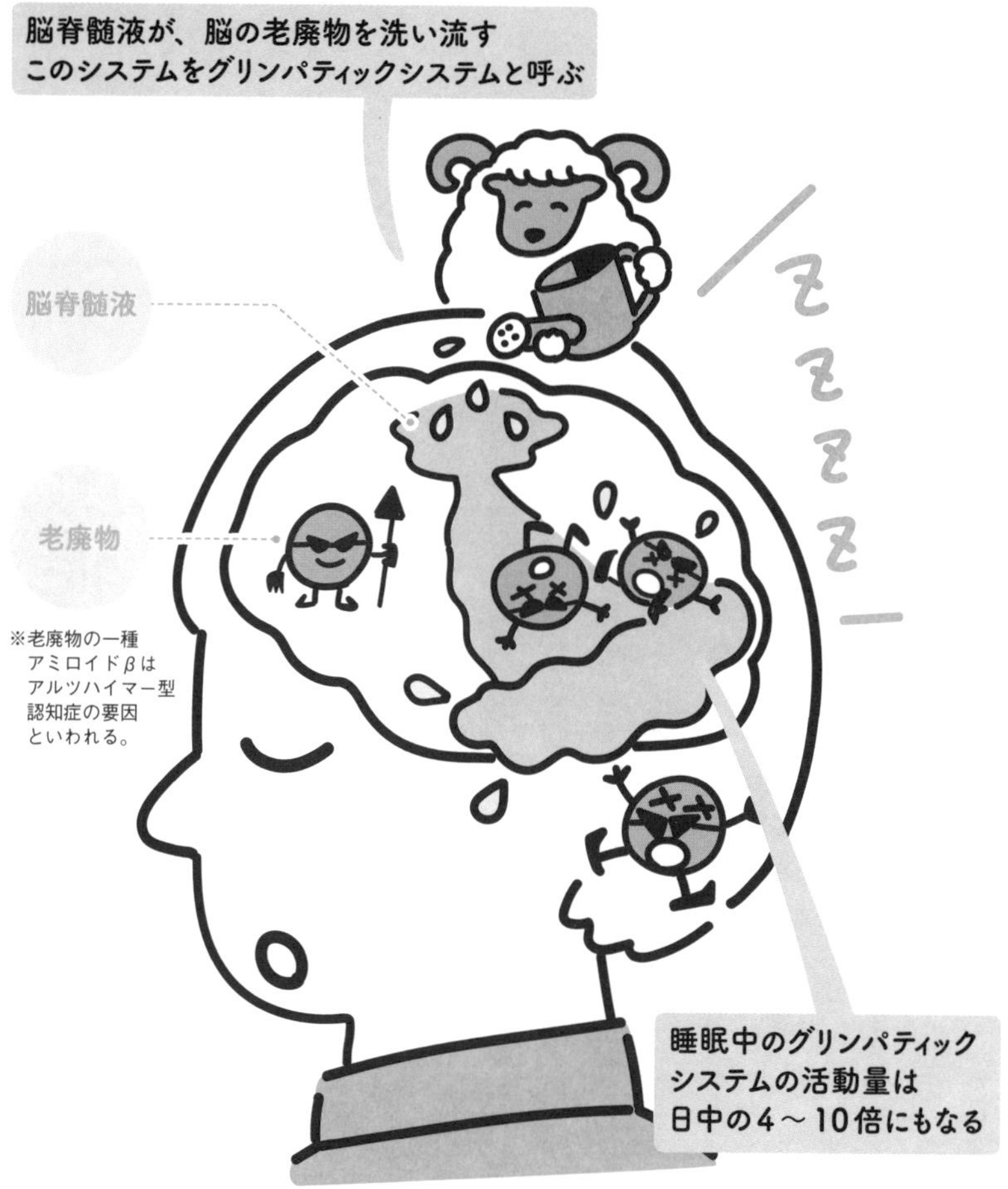
脳脊髄液が、脳の老廃物を洗い流す
このシステムをグリンパティックシステムと呼ぶ
脳脊髄液
老廃物
※老廃物の一種
アミロイドβは
アルツハイマー型
認知症の要因
といわれる。
睡眠中のグリンパティック
システムの活動量は
日中の4～10倍にもなる

- グリンパティックシステムによって、脳内に脳脊髄液をとりこみ、老廃物を排出する。
- 睡眠時は老廃物の排出量が増加する。

↓

十分な睡眠によって、脳の老廃物を除去できる。
認知症予防の効果も期待できる！

20 眠りの借金には気づけない？

「睡眠不足」が積み重なって「睡眠負債」におちいる

専門家のあいだでは、睡眠不足を「睡眠負債」と表現します。

「人間は一定の睡眠時間を必要としており、それより睡眠時間が短ければ、足りないぶんが蓄積する。つまり、眠りの借金が生じる」

これは、監修者が在籍するスタンフォード大学睡眠生体リズム研究所の創設者ウィリアム・C・ディメント教授が、1990年代から使いはじめた「睡眠負債（sleep debt）」の概念です。

あえて「負債」と表現することで、すぐにでも補えるイメージの「不足」とはちがい、気づかないうちにどんどんふくれ上がってしまうことを強調し、警告しているのです。

睡眠負債については、ペンシルバニア大学の実験報告があります。実験によると、**「6時間睡眠をつづけると、10日で集中力や注意力が1日徹夜したときとほぼ同じになり、4時間睡眠の場合は、2週間で3日間徹夜したときとほぼ同じレベルまで衰える」とわかったのです。**

しかも、徹夜後なら疲れや眠気でパフォーマンスの低下を自覚できますが、4時間・6時間睡眠のグループは脳の働きの衰えを必ずしも自覚できていませんでした（→左図）。

小さな睡眠不足が積み重なり、いつしか大きな「睡眠負債」におちいっていたのです。気づかないことこそが睡眠負債の恐ろしさです。

睡眠不足の自覚がないままミスを引き起こす！

21～38歳までの48人の健康な人を、

A 3日間徹夜をつづける

B 4時間睡眠を2週間つづける

C 6時間睡眠を2週間つづける

D 8時間睡眠を2週間つづける

4つのグループに分けて、注意力・集中力を調べた。

ABCDの人のミスの量を比べると…

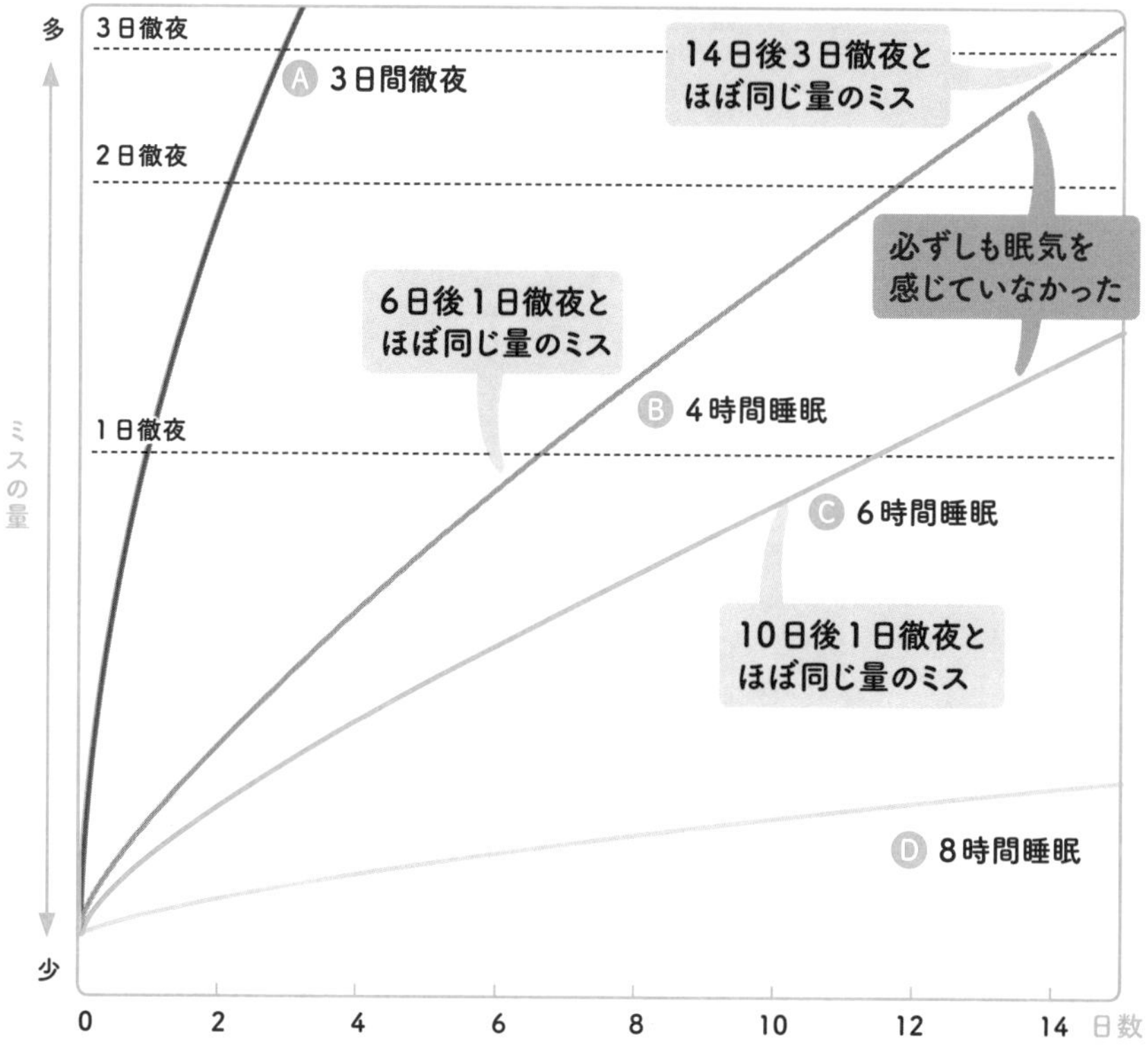

米国・ペンシルバニア大学のVan Dongenらによる調査（2003年）

慢性的な寝不足は、徹夜をしたときと同じようなパフォーマンスの低下をもたらす！しかもそのとき、睡眠不足の自覚があまりない。

21 理想の睡眠パターンを知る

ノンレム睡眠とレム睡眠を4〜5回くり返す

夜になるにつれて、眠りを促すホルモンであるメラトニンの分泌が少しずつ増えると、体温、血圧、脈拍が下がり、自然と眠くなっていきます。くわえて、起きてから約14〜16時間も経っていれば、睡眠圧《すいみんあつ》（眠りたい欲求）も十分高まっているので、多くの人は通常、ベッドに入って目を閉じて、10分程度で入眠します。

入眠後は段階的に眠りが深くなり、最初の深いノンレム睡眠にたどり着きます。このとき、ゆっくりと大きな波形の脳波がみられることから徐波《じょは》睡眠とも呼ばれます。ノンレム睡眠の深さは4段階に分けられ、この最初のノンレム睡眠はもっとも深く、ある程度長くつづきます（↓脳波の詳しい説明は41ページ）。

ノンレム睡眠のあとに現れるのがレム睡眠です。脳は覚醒時と同じくらい働きますが、体は眠っているので筋肉は弛緩《しかん》し、ほとんど動かず眠ります。その後、一定の周期でノンレム睡眠とレム睡眠をくり返し、朝を迎えます。正常な睡眠パターンの場合、ノンレム睡眠は次第に浅く、レム睡眠は徐々に長くなります（↓左図）。

明け方に向けて、覚醒作用のあるホルモンのコルチゾールの分泌が増えて、体温、血圧、脈拍が上がると、体も起きる準備が整っていきます。こういった健康な睡眠パターンで眠れているときは、自然に起きられるしくみなのです。

朝起きられる理由は眠りの深さにある!

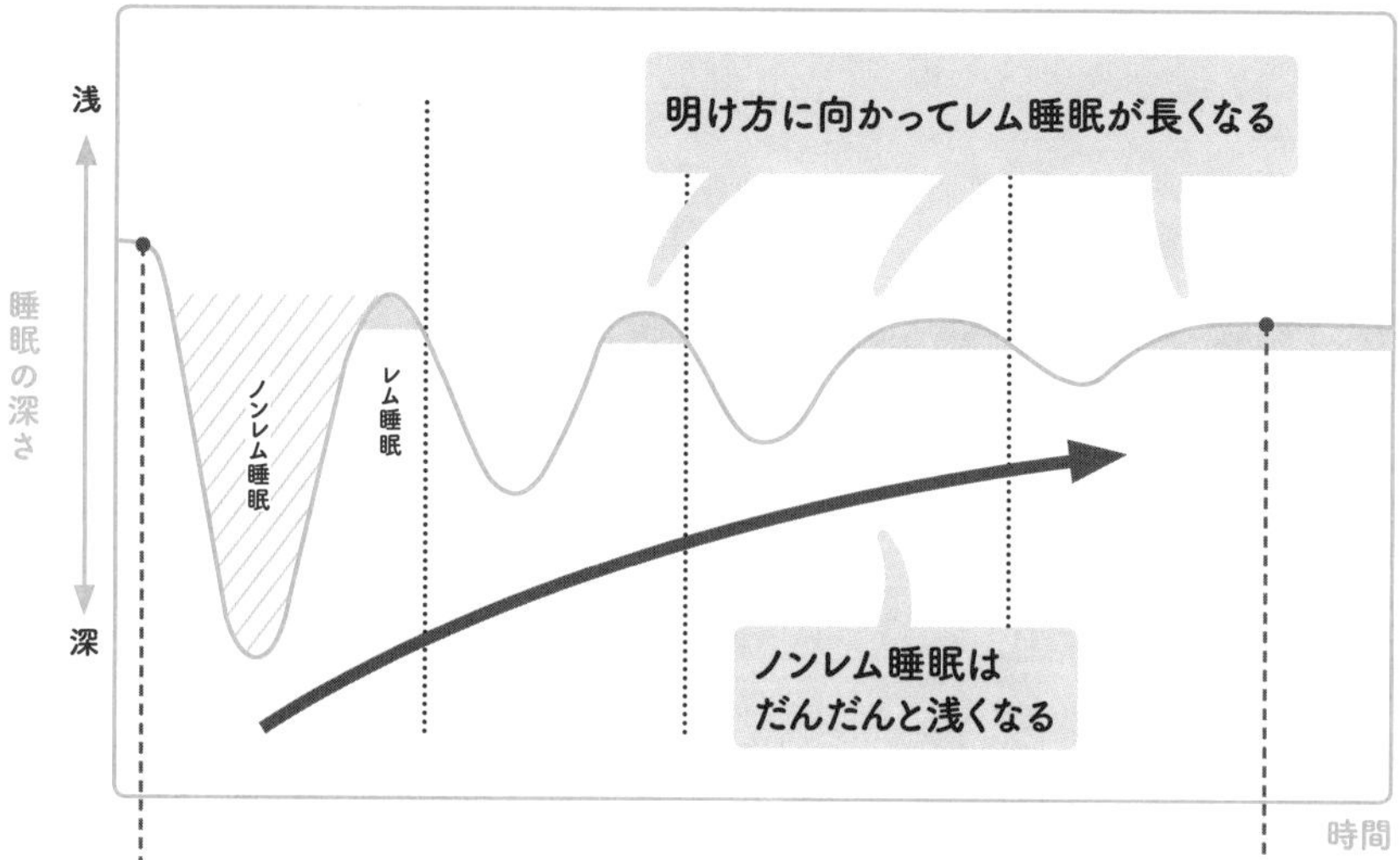

浅い眠りであるレム睡眠の時間が増えるので、
朝になると起きやすくなる!

眠りを促すメラトニン

目覚めさせるコルチゾール

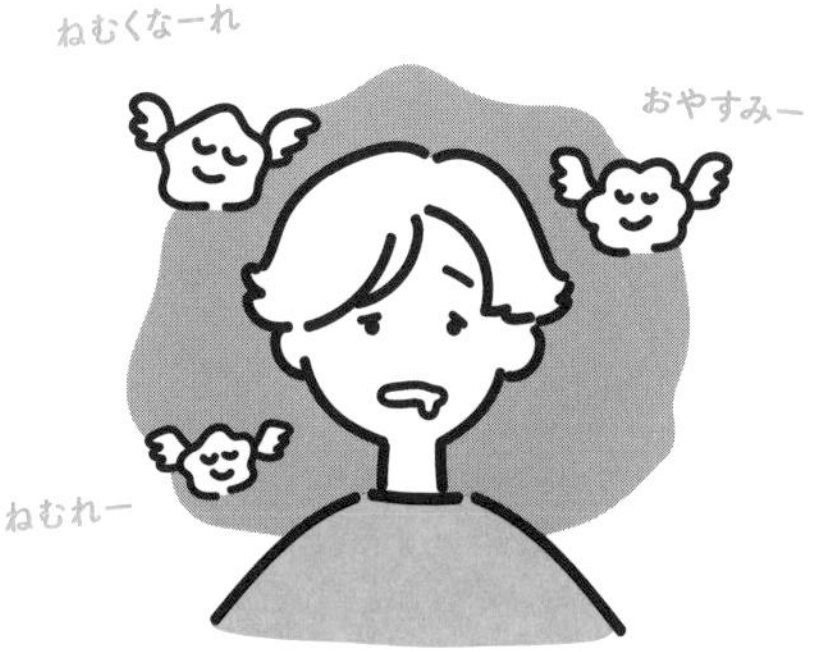

ねむくなーれ
おやすみー
ねむれー

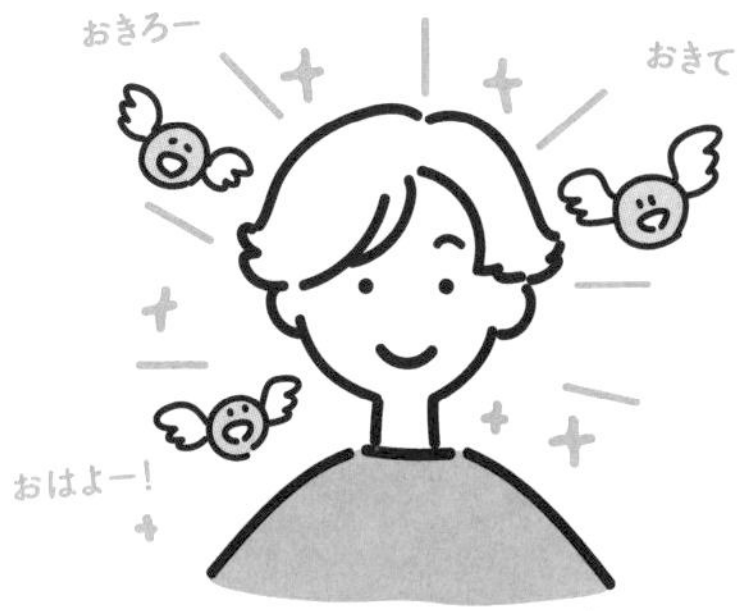

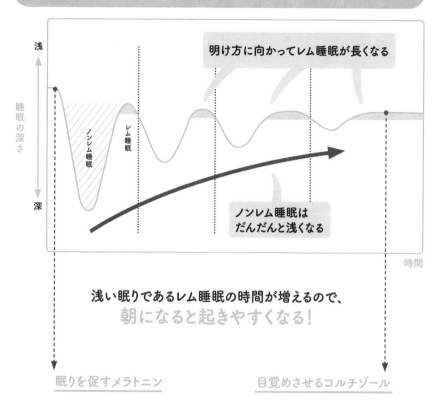

おきろー
おきてー
おはよー!

暗くなると分泌量が増えはじめ、自然な眠りを促す。睡眠中の夜中に、分泌量がピークに達する

睡眠途中から明け方にかけて分泌が増え、起床後もしばらくは大量に分泌される。体を覚醒させて、日中の活動に備えている!

22 一番大切なのは入眠から「最初の90分」

睡眠時間を延ばすより、質を上げるほうがいい

質のよい睡眠を目指すうえで、もっとも意識してほしいのが、入眠後、最初に現れるノンレム睡眠です。寝はじめのノンレム睡眠は、睡眠周期のほとんどを占め、およそ90分つづきます。

ここでしっかり眠れると、その後の睡眠の質もよい状態になります。**最初の90分を監修者は「黄金の90分」と呼んでいます。**

入眠後、眠りが徐々に深くなることで、交感神経優位から副交感神経優位な状態へ切り替わり、脳も体もリラックスします。自律神経が整うと、ホルモンバランスもよくなります。

なかでも、人の成長にかかわる成長ホルモン（グロースホルモン）は、最初のノンレム睡眠時に全体量の70～80％が分泌されます。しかし、最初の90分で質のよいノンレム睡眠が現れないと、ホルモンの分泌量を大きく減らしてしまいます。

また、入眠時に高まっていた睡眠圧（眠りたい欲求）が、最初のノンレム睡眠で放出されることで、その後の睡眠パターンが整います。

ノンレム睡眠は、一晩で4～5回くり返されますが、2回目以降のノンレム睡眠が1回目より深くなることはありません。つまり、最初の90分が浅く短い不十分なノンレム睡眠だと、その後の睡眠にも悪影響を与え、どれだけ長く眠っても目覚めが悪くなってしまうのです。

最初のノンレム睡眠を妨害すると、眠りの質は悪くなる！

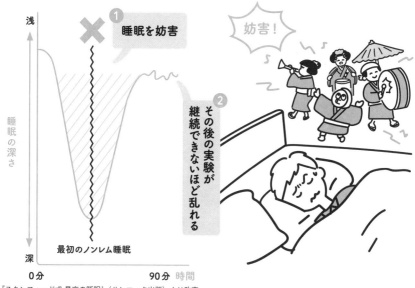

『スタンフォード式 最高の睡眠』（サンマーク出版）より改変

「最初の90分」が睡眠全体の質を左右する！

睡眠で大切なのは、時間＜質！

朝起きたときに調子がよいかどうかは、睡眠の質を測る、ひとつのバロメーターになる。

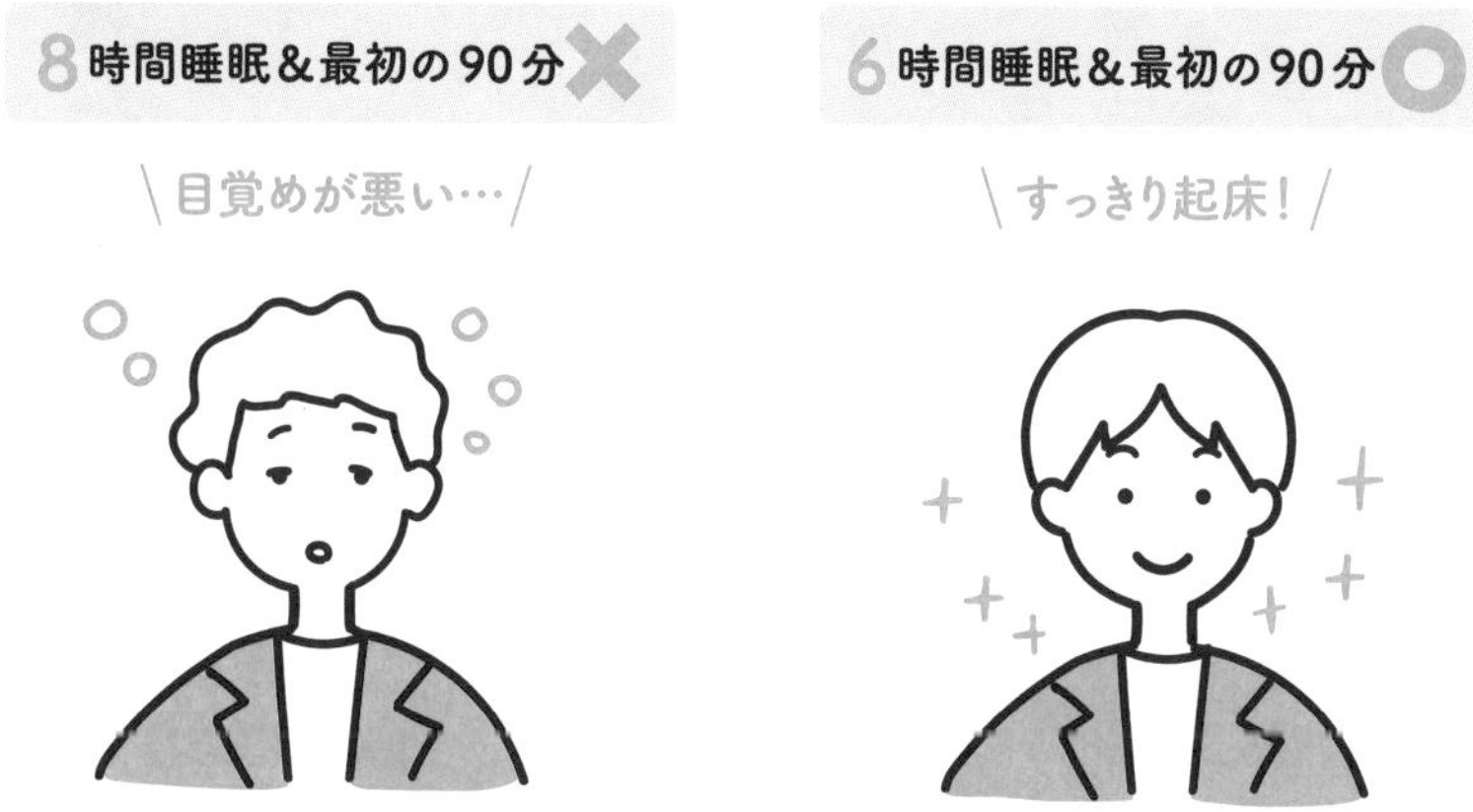

最初の90分の質がよければ、6時間睡眠でもすっきり目覚められる可能性も高い！

23 体内時計が睡眠と覚醒を支配する！

前にも後ろにもずれることがあり、朝の光でリセットされる

地球上のほとんどの生物は固有の体内時計をもっています。これにより、地球の自転に合わせて体内の生理現象を変動させる生体リズムがつくられています。

生体リズムには秒単位のものから年単位のものまでいろいろありますが、**人体のさまざまな生理機能ともっともかかわりが深いのが1日周期の概日《がいじつ》リズム（サーカディアンリズム）です。**

睡眠は、サーカディアンリズムに合わせて変わる体温やホルモン分泌の影響を受けるとともに、体を一定に保とうと働く恒常性（ホメオスタシス）（→左図）によって調節されています。

ところが、人の概日リズムの1日は、地球の自転にともない決まっている1日よりも長い約24・2時間なので、放っておくと少しずつ後ろにずれていきます。

このずれを修正してくれるのが光です。体内時計の中枢は、脳の視床下部《ししょうかぶ》にある「視交叉上核《しこうさじょうかく》」にあり、全身の細胞にある「時計遺伝子」に指令を送ることでコントロールしています。

とくに、朝の光が有効とされています。網膜《もうまく》が朝の光を感知すると、視交叉上核に情報が伝わり、体内時計がリセットされ、地球の時間と体内時計とのずれをなくすことができるのです。

起きたらまず、朝の光を浴びて体内時計を整え、気持ちよく1日をはじめましょう。

恒常性と概日リズムが睡眠と覚醒をつかさどる

恒常性
=
ホメオスタシス

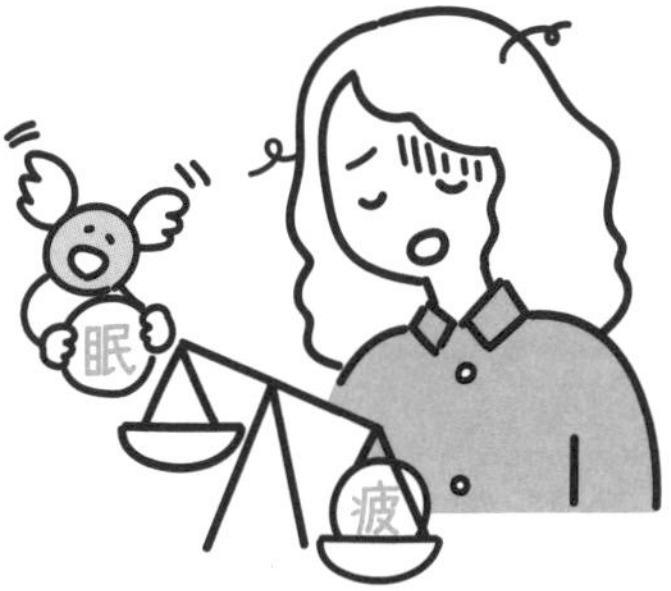

体の状態を一定に保つための働き。
たとえば、疲労がたまったり、
長く起きつづけたりしていると眠くなる。

概日リズム
=
サーカディアンリズム

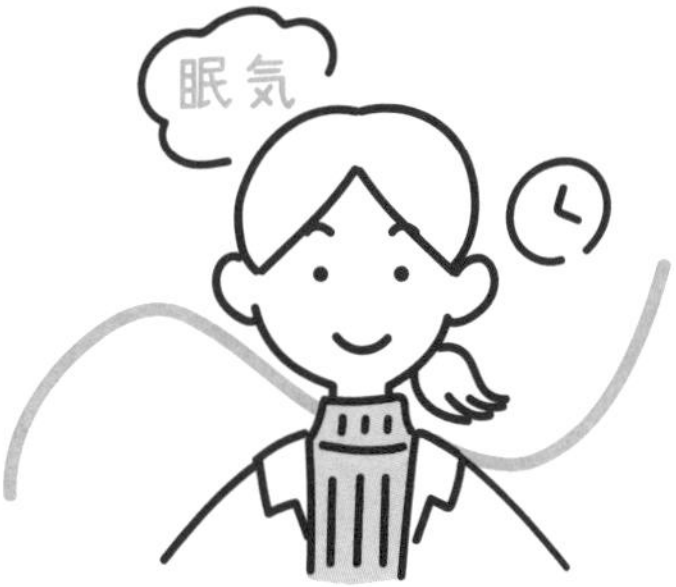

体内時計のしくみのひとつ。
約24時間のリズムで目が覚めたり、
眠くなったりする時間をもたらす働き。

体内時計の中枢は、脳の視交叉上核にある

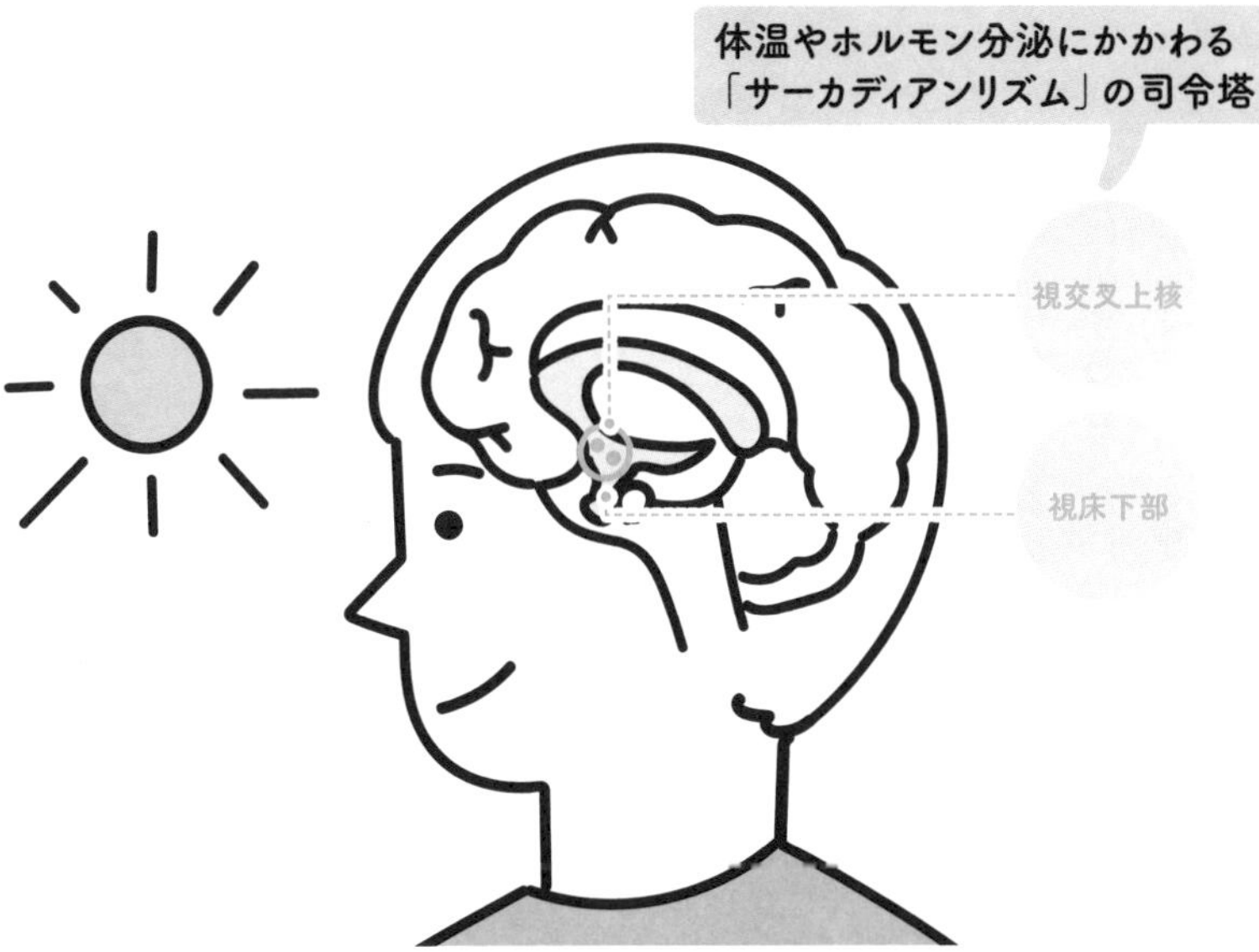

**光を浴びることでリセットされ、
地球の時間と体内時計のずれをなくすことができる！**

24 過眠と不眠のふしぎな関係

不眠があるから過眠が出る 日中の過眠があっても不眠になる

日本では、成人の約2割が睡眠になんらかの問題を抱えているといわれています。睡眠障害とは、睡眠の異常から生活に支障のある状態の総称ですが、症状や病態はいろいろあります。

まず、不眠症と過眠症について紹介します。

一般に睡眠障害というと、寝つきが悪い（入眠障害）、夜中に何度も目を覚ます（中途覚醒）、早く目が覚める（早期覚醒）、熟睡した感じがしないなど、眠れない状態を想像しがちです。これらはすべて不眠症の症状で、本人が自覚できるケースが大半です。

一方、日中強い眠気に襲われ、起きていられなくなってしまう過眠症も、不眠症と同じくらいよくみられます。過眠の症状でもっとも多くみられるのは、睡眠時無呼吸症候群からの過眠です。就寝中たびたび呼吸停止が起こり、覚醒反応が現れるため熟睡できず、日中の眠気が発生します。睡眠時無呼吸症候群でもっとも多い症状は、じつは昼間の眠気なのです。

不眠と過眠は別々の病気として分類されますが、実際には表裏一体の関係です。**過眠や日中の不適切な生活習慣により、夜に不眠になることはめずらしくないのです。**

眠れないだけでなく、眠くて仕方ないのも睡眠障害です。気になる人は専門医を受診するとよいでしょう。

睡眠障害は大きく分けて7種類

睡眠障害国際分類第３版（ICSD-3）では、大きく7つに分けられる。

不眠症
寝つきが悪い、ぐっすり眠れないなど

中枢性過眠症群
ナルコレプシーなどの過眠症

睡眠関連呼吸障害群
睡眠中に何度も呼吸停止が起こり覚醒反応が生じる

概日リズム睡眠・覚醒障害
適切な時間に寝たり、起きたりできない

睡眠時随伴症群
夢遊病など睡眠中に異常行動を示す

睡眠関連運動障害群
脚がむずむずしたり、ほてったりしてよく眠れない

その他の睡眠障害
睡眠にともなう頭痛やてんかんなど

不眠症はお年寄りほどなりやすい

不眠症にもいろいろなパターンがある。

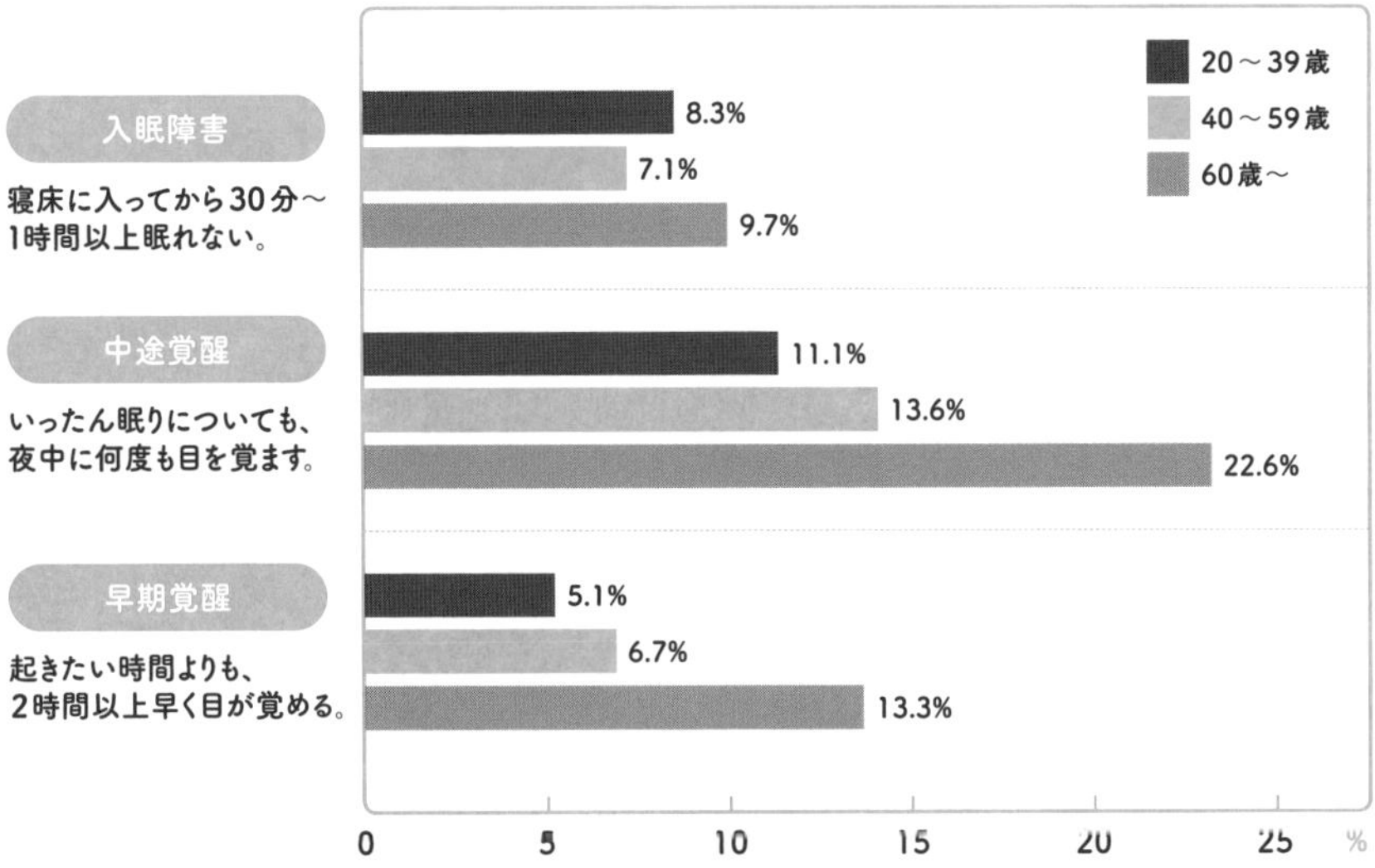

「睡眠障害の対応と治療ガイドライン 第3版」より（2019年）

年齢によって、入眠から起床までのどこに障害が出るかが変化する。これらの症状はどれかひとつだけではなく、同時に現れることもある。

25 本当に怖い睡眠時無呼吸症候群

いびきや日中の倦怠感でようやく気づくこともある

睡眠障害のなかでも、近年とくに増えているのが、21世紀の現代病ともいわれる「睡眠時無呼吸症候群（SAS）」です。眠っているあいだにしばしば呼吸が止まってしまう病気で、睡眠関連呼吸障害群に分類されます。

睡眠中は、気道や舌のまわりの筋肉が弛緩《しかん》して脱力します。このとき、落ちこんだ舌が気道をふさぐようなことがあると、無呼吸になり苦しくなるのです。

さらに、無呼吸が起こるたびに足りない酸素をとりこもうとして覚醒をくり返し、慢性的な睡眠不足状態におちいります。結果、日中の眠気が強まり、判断力や集中力が下がるなど、生活に影響をおよぼすのです。

睡眠時無呼吸症候群を長くわずらうと、高血圧や糖尿病など生活習慣病を併発し、悪化すると脳卒中や心筋梗塞《しんきんこうそく》など命にかかわる病気の発症リスクも高くなります。**治療せずにいると、およそ8年間で約4割の人が死亡するという衝撃的なデータもあるほどです。**

この病気の人は、大きないびきをかくことが多く、家族など一緒に寝ている人から指摘されて気づくことが少なくありません。

自分では気づきにくいので、日中の眠気や倦怠感《けんたいかん》など気になる症状がある場合には、医師の診断を仰ぐことをおすすめします。

命にかかわることもある睡眠時無呼吸症候群

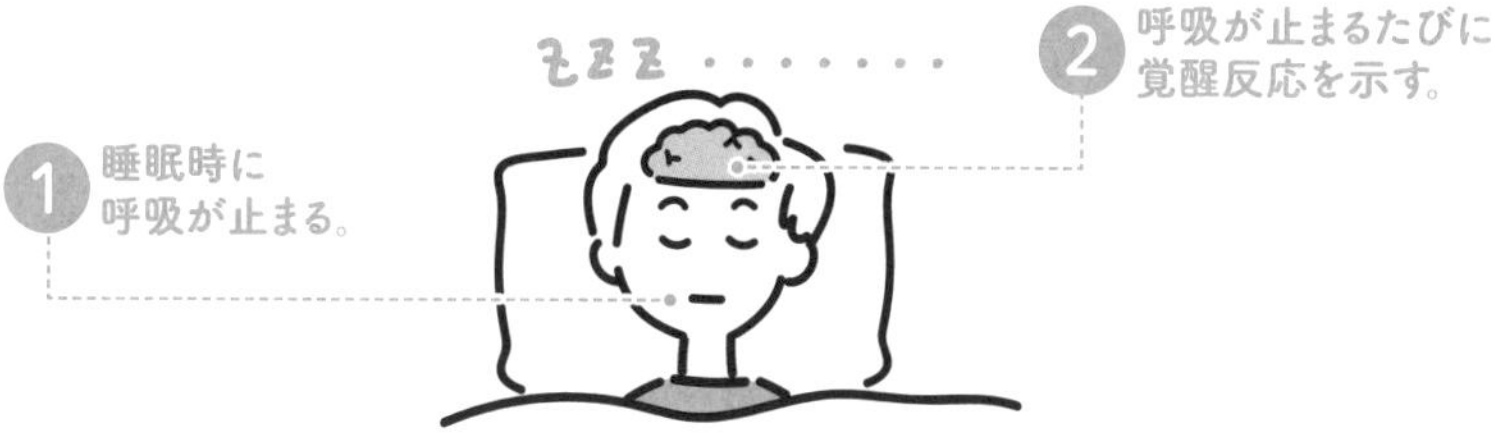
1 睡眠時に呼吸が止まる。
2 呼吸が止まるたびに覚醒反応を示す。

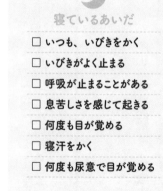

夜間に何度も覚醒してしまうため、慢性的な睡眠不足におちいる。

- 日中の眠気が強くなり、判断力や集中力が低下する。
- 慢性化すると高血圧や糖尿病の発症リスクが高まり、悪化すると脳卒中や心筋梗塞につながることもある!

気になる状態があれば診察を受けよう

寝ているあいだ

- □ いつも、いびきをかく
- □ いびきがよく止まる
- □ 呼吸が止まることがある
- □ 息苦しさを感じて起きる
- □ 何度も目が覚める
- □ 寝汗をかく
- □ 何度も尿意で目が覚める

起きているとき

- □ 寝ているはずなのに、強い眠気がある
- □ だるさ、倦怠感がある
- □ 集中力がつづかない
- □ いつも疲労感がある
- □ 朝起きたときに疲れがとれていない
- □ 20歳のときより10kg以上太った

3つ以上あてはまる場合は要注意! 早めに病院へ!

「太った男性に多い病気」のイメージがあるが、
やせていても、女性でも、かかる病気。
安易な自己判断は禁物!

26

意外と知られていない睡眠障害の数々！

体内リズムがくずれたり、体が勝手に動いたり

適切な時間に起床、就寝ができなくなる概日《がいじつ》リズム睡眠・覚醒障害は、体内の睡眠‐覚醒リズム（体内時計）が地球の明暗（昼夜）サイクルと一致していないときに起こる睡眠障害です。

この障害は自発的にも、外的要因によっても起こります。たとえば、日勤と夜勤を交互に務めるシフト勤務の場合、仕事に応じて眠る時間帯をむりやり変えなければなりません。

すると体内時計のリズムがくずれ、入眠や起床の時間が適切でなくなります。その結果、日中の能率低下や体調不良が起こります。体内時計は通常、朝の光でリセットされますが、不規則な生活がつづくと正されにくくなるのです。

睡眠時随伴《ずいはん》症群は、睡眠中に体が勝手に動いてしまうなどの症状の睡眠障害です。ノンレム睡眠中に起こる夢遊病《むゆうびょう》、夜驚症《やきょうしょう》などがあります。夜尿、歯ぎしり、悪夢も睡眠時随伴症群に含まれます。子どもによくみられ、成長すると改善することの多い睡眠障害です。高齢者に多いレム睡眠行動異常症は、レム睡眠中、夢と連動した行動をとり、ときには危険です。

睡眠関連運動障害群は、就寝中脚《あし》がむずむずするなどの不快感で眠れなくなるむずむず脚症候群（レストレスレッグス症候群）などがあります。

いずれも症状や不調がつづく場合、専門医に相談することをおすすめします。

概日リズム睡眠・覚醒障害のタイプ

体内時計のリズムがくずれることで、適切な時間帯に眠れなくなってしまう睡眠障害。
勤務時間帯（日勤と夜勤）が変わることで起こるほかに、下のようなタイプがある。

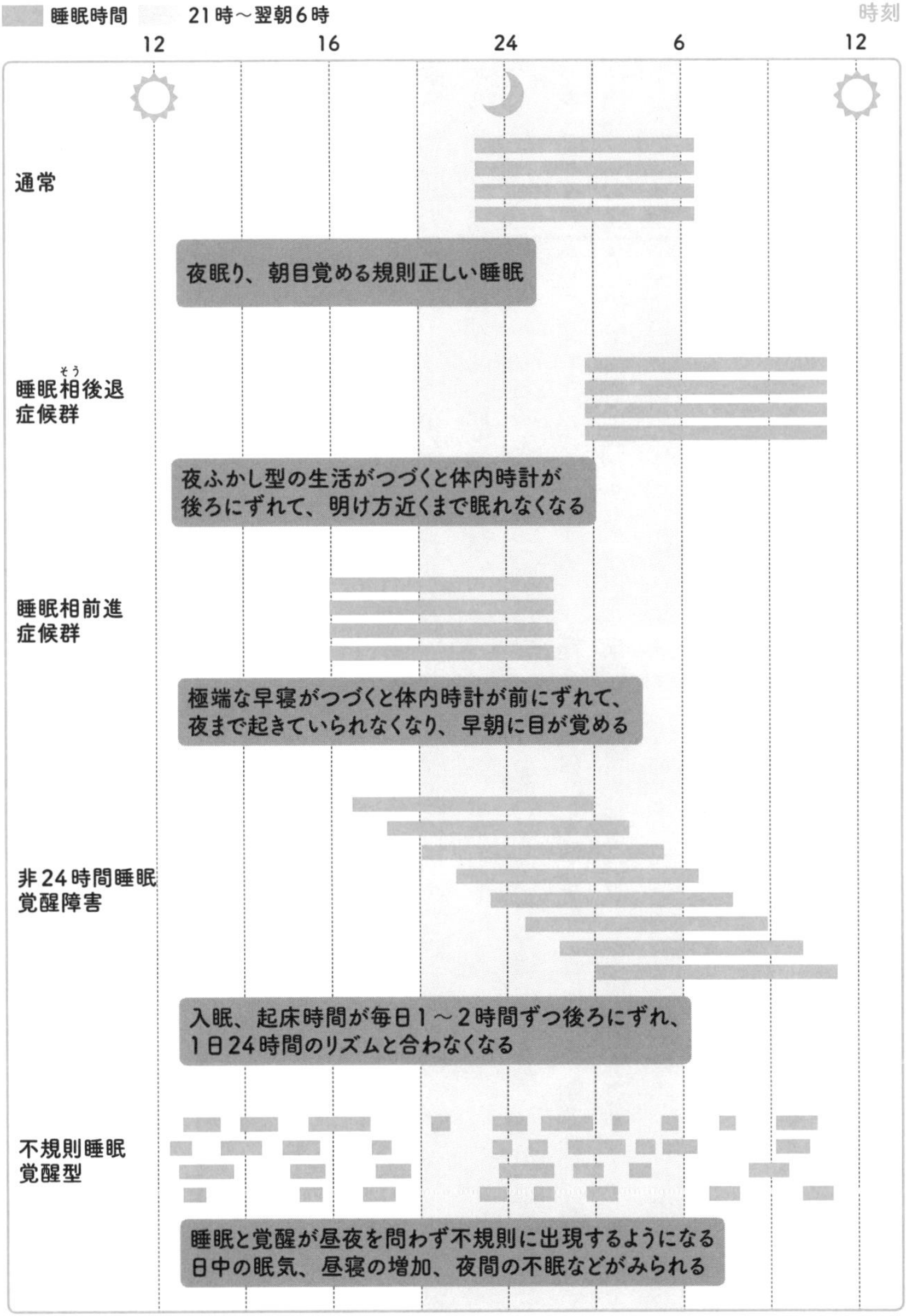

『睡眠障害 現代の国民病を科学の力で克服する』（角川新書）より改変

27 睡眠不足は万病のもと！

肥満や生活習慣病、がんの発症リスクを高める

質の悪い睡眠や慢性的な睡眠不足は、日中の眠気や判断力の低下だけでなく、免疫力を下げ、ホルモン分泌や自律神経に悪影響を与えます。

たとえば、食欲にかかわるホルモン分泌に異常をきたすと太りやすくなり、悪化すると、糖尿病や高血圧などの生活習慣病を引き起こします。心筋梗塞《しんきんこうそく》や脳血管疾患、がんの発症リスクも高まります。

そのほかに、うつ病など精神疾患のリスクを高めることもわかっています。

また、日本では働く人の3割近くが交代勤務に従事しているといわれます。**不規則な勤務形態では、睡眠も乱れやすくなります。**そうした状況を少しでも改善しようと、体内時計を同調させやすいシフトを組む業態もみられます。体内時計は、後ろにずらすほうが合わせやすいことがポイントです。

たとえば、看護職のような3交代制の業態で、「日勤→準夜勤→夜勤」の順で数日間ずつ後ろにずれるシフトを組む方法です。ランダムなシフトより、体への負担が軽くなります。もちろん、同調のしやすさには個人差があり、誰でもうまくいくとは限りません。

本来、職種によって睡眠に差が出てはならないはずです。どんな仕事も、十分な睡眠が確保される働き方が求められます。

夜間シフトは睡眠の問題を抱えやすい！

日中働く人と夜間シフトで働く人で、睡眠障害の割合を比較調査したところ…

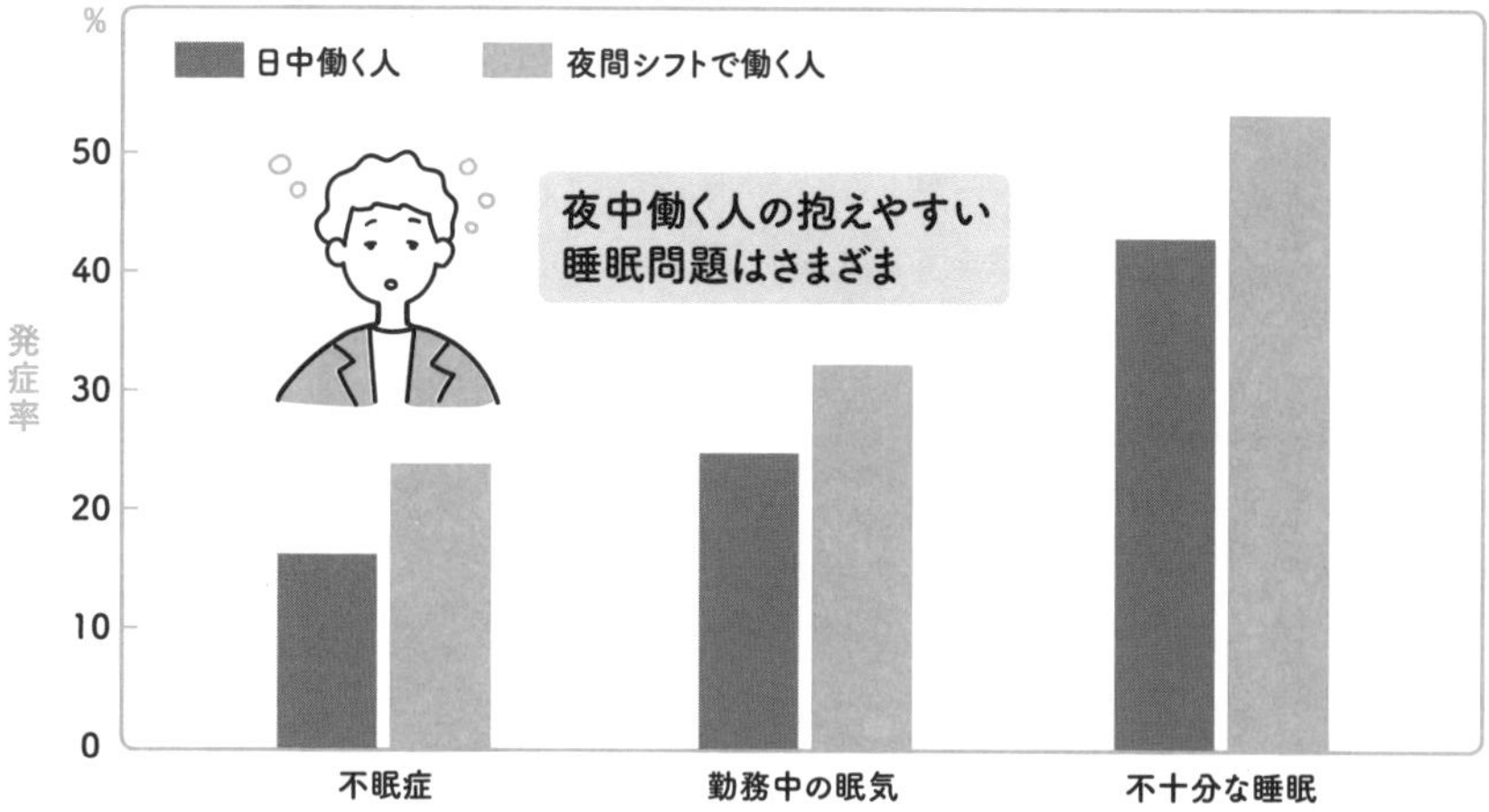

米国・ウィスコンシン大学のGivensらによる「ウィスコンシン健康調査」に参加した1,593人の調査（2016年）

夜間働く人はとくに睡眠障害に注意！

夜間シフトでは糖尿病の発症率が高くなる！

夜間シフトの多い看護師と日中勤務のみの看護師の、2型糖尿病発症率を調査したところ…

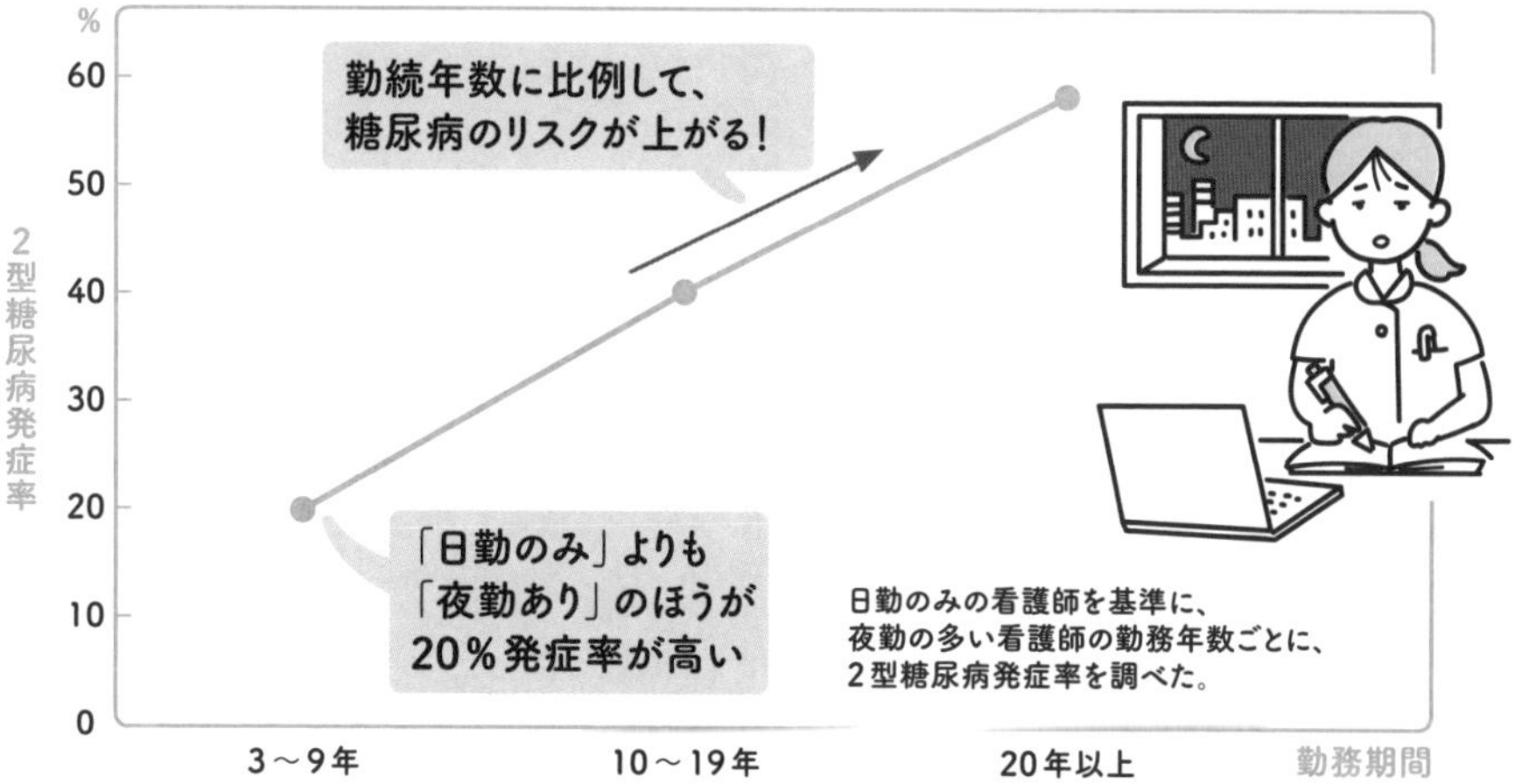

米国・ハーバード公衆衛生大学院のSchernhammerらによる「看護師健康調査」（2015年）

**不規則な睡眠サイクルをつづけると、
病気の発症リスクが高まると考えられる！**

28 睡眠不足でネガティブな感情に過剰反応する

睡眠不足はイライラを増やして ハッピーを消す

人は睡眠不足がつづくと、イライラして怒りっぽくなってしまいます。

20代の健康な若者を対象に、「8時間睡眠を5日間つづけたあと」と、「4時間睡眠を5日間つづけたあと」で、さまざまな表情の人の画像を見せて脳活動の様子を調べました。すると、**睡眠時間が短いと、恐怖や怒りなど不快な表情を見たときに、気分を悪くしたり、不安になったりしやすいことがわかりました**(→左図)。

脳には、感情が暴走しないようにブレーキをかける、前帯状皮質《ぜんたいじょうひしつ》と扁桃体《へんとうたい》があります。しかし、睡眠不足の状態では、それらのブレーキがかかりにくくなることが明らかになったのです。

周囲の人のちょっとした言動がやたらと気に障ってイライラしてしまうときは、睡眠が足りていないからかもしれません。たった2日間程度の睡眠不足でも、ブレーキがかかりにくくなる変化がみられたとの報告もあります。

また、ノルウェー科学技術大学の研究報告(2020年)によると、**睡眠を減らすと、翌朝のポジティブな気持ちが減少してしまうこともわかりました。**ポジティブな感情が失われることは、うつ病など多くの心の健康にもかかわります。質のよい睡眠は、イライラを抱えこまず、気持ちを前向きにさせてくれる、よりよい生活に欠かせない存在なのです。

睡眠不足で気持ちがネガティブになる？

健康な成人男性14人に、

充足睡眠
A
1日8時間睡眠を
5日間

睡眠不足
B
1日4時間睡眠を
5日間

を2週間空けてAB の両方を体験してもらう。

AB それぞれの終了後、
男女の「恐怖の表情」「幸福な表情」「ふつうの表情」など
48枚のモニター画像を見たときの
脳活動の変化を「機能的MRI（磁気共鳴画像装置）」で調べた。

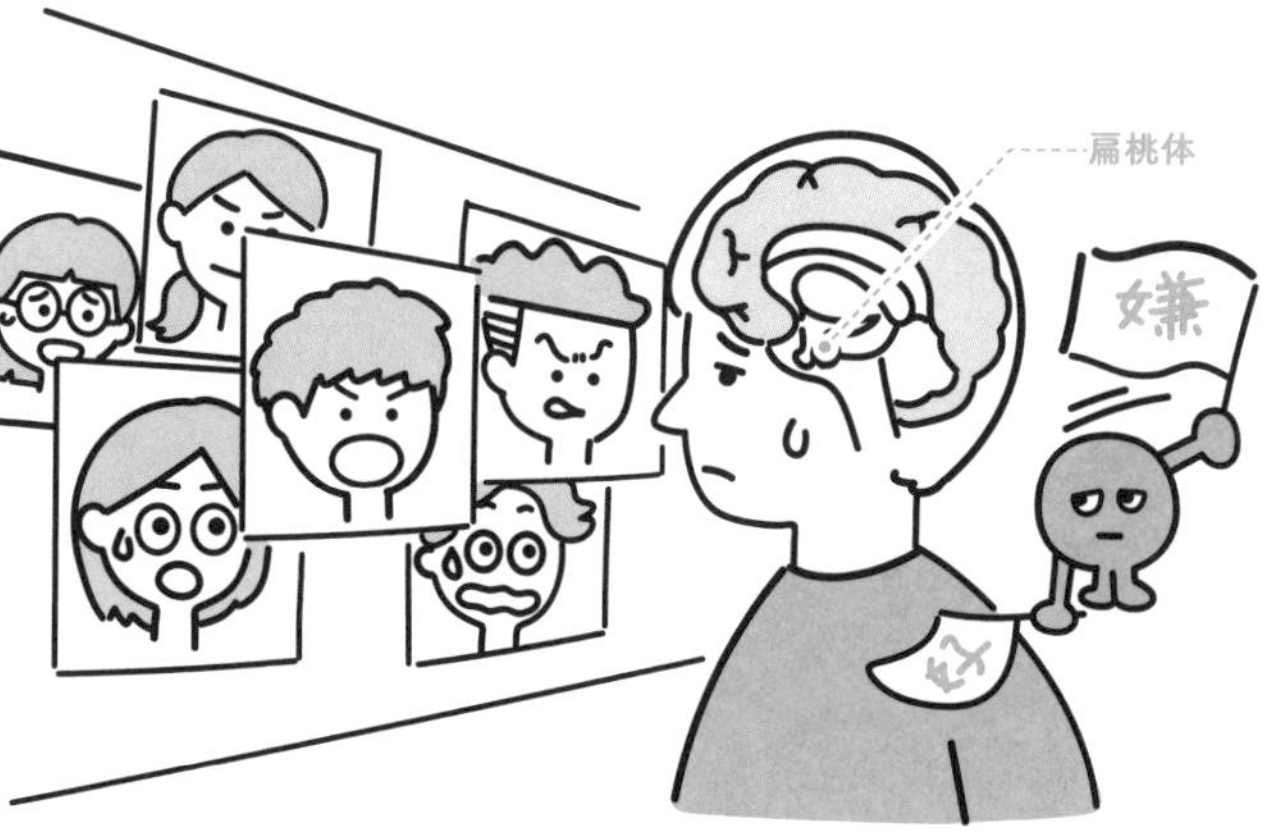

結果

睡眠不足
B
1日4時間睡眠を
5日間の場合

- 「恐怖の表情」「怒りの表情」を見たときに、好き、嫌いを判断する扁桃体の活動量が増大した。
- 「幸福な表情」を見ても扁桃体の活動に変化はなかった。

国立精神・神経医療研究センターのMotomuraらの実験（2010年）

↓

睡眠不足時にはネガティブな感情に、より反応しやすくなる。

29 寝る子は脳も育つ!

脳内の新しい神経回路は睡眠中に構築される

生まれたての赤ちゃんは、ほとんど眠ってばかりいます。多相性睡眠《たそうせいすいみん》といい、昼夜関係なく睡眠と覚醒をくり返します。生後28日までの赤ちゃんは、1日約16時間も眠ります。大人とちがい、レム睡眠がかなり長く、深いノンレム睡眠も多く現れます(→左図)。

赤ちゃんの脳は、外からさまざまな刺激を受けながら、脳内の神経回路(シナプス)をどんどんつくり、不要なものは除去され、発達していきます。こうした脳の活動は、おもにレム睡眠時に行なわれています。脳の発達の観点からも、乳幼児期の睡眠はとても大切なのです。

その後、成長するにつれて、起きている時間がだんだんと延び、6歳ごろには日中14〜15時間くらいは起きつづけられるようになります。小学校を卒業するころ、大人と同じような睡眠パターンが確立されます。

一方、**睡眠時間が十分でないまま成長してしまうと、脳の発達に悪影響があるともいわれています。**実際、睡眠が足りない子どもたちに、発達障害の注意欠陥多動性障害(ADHD)や学習障害(LD)の子どもと同じような症状がみられるようになったケースもありました。

近年、インターネットの広まりなどから、子どもの睡眠不足は問題になっています。子どもの睡眠を守るのも、今の社会の課題でしょう。

赤ちゃんがよく眠るのは脳を成長させるため？

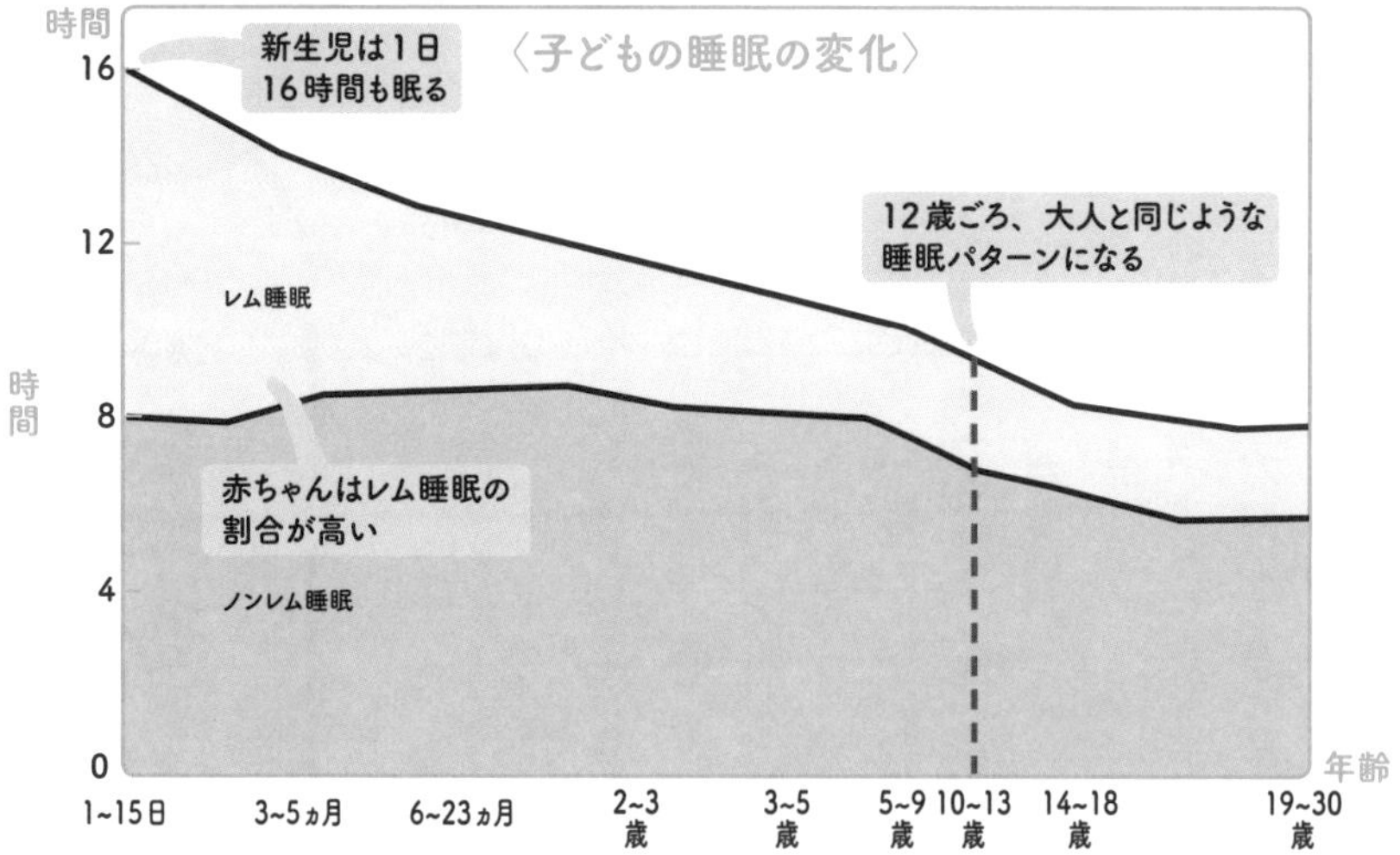

米国・コロンビア大学のRoffwargらによる報告（1966年）より改変

新しい神経回路は睡眠中につくられるとされているので、赤ちゃんはよく眠ると考えられる！

睡眠は一生涯変わりつづける

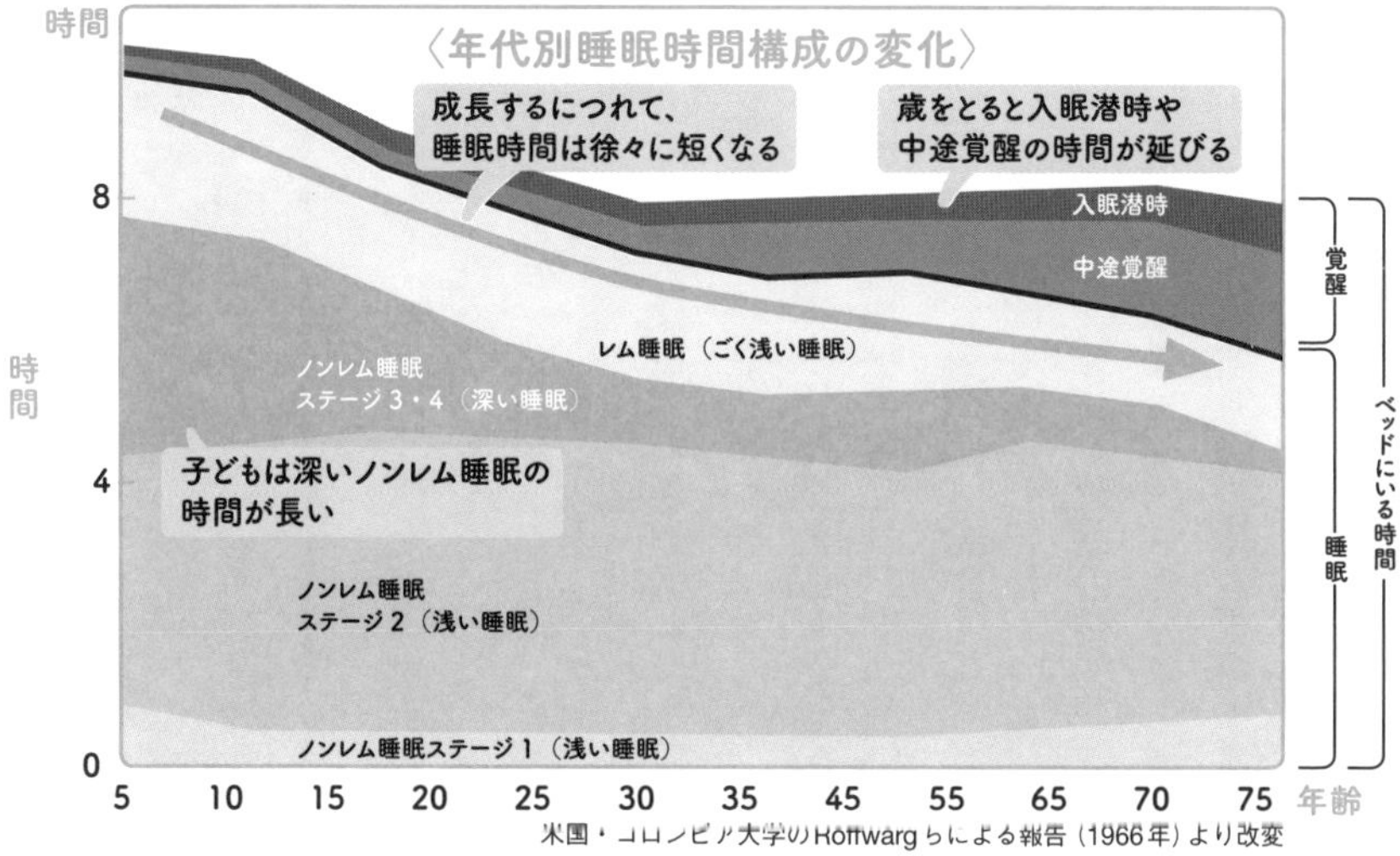

米国・コロンビア大学のRoffwargらによる報告（1966年）より改変

とくに、子どもの「十分な睡眠時間」「十分なレム睡眠」「質のよいノンレム睡眠」は、「シナプスの発達」と「情動や学習能力の向上」に役立つ！

30 なぜお年寄りは朝が早い？

体内時計が前倒しになり眠りも早く、浅くなる

高齢者は早寝早起きになりがちです。若いころに比べ、睡眠が浅くなる傾向があるのです。

これは、加齢とともに体内時計が変化していることが大きく影響しています。**体温やホルモン分泌など、睡眠にかかわる生体機能のリズムが前倒し、つまり早いほうにずれてくるのです。**

さらに、睡眠周期をコントロールするメラトニンというホルモンの分泌量が減少し、就寝時の深部体温の下がり方も弱まります。

実際に、高齢になると深いノンレム睡眠は短く、浅いレム睡眠は長い睡眠パターンになります。そのため、尿意や小さな物音でも目を覚ましやすくなります。夜中に何度も起きてしまい、朝までぐっすり眠ることが難しくなるのです。

高齢者は日中の活動量が減るから、短時間睡眠でも十分とよくいわれますが、そんなことはありません。**短時間睡眠で昼寝の習慣のない人ほど、認知症の発症リスクが高い調査結果が出ています。**夜に長く眠れない場合は、昼寝をして睡眠時間を確保したほうがよいのです。

また、ノンレム睡眠の時間が減ると、骨密度を増やす成長ホルモンの分泌も減り、骨がもろく、折れやすくなってしまいます。骨が弱くなるのは典型的な老化現象のひとつですが、眠ることで維持改善が図れるともいえるのです。

若い人と高齢者の睡眠パターンのちがい

歳をとると睡眠パターンはこんなに変わる！

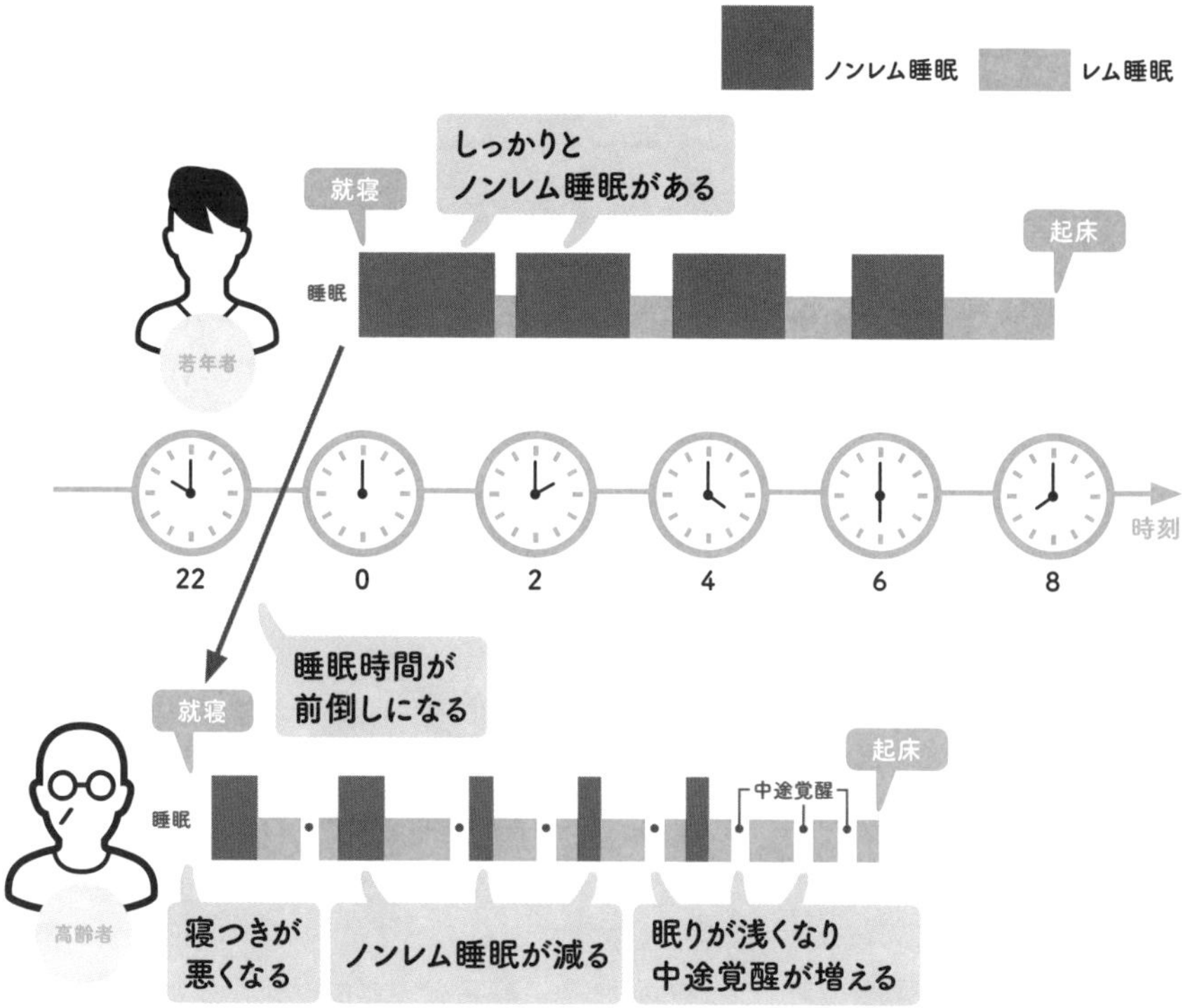

高齢になると…

- 寝つきが悪くなり、入眠潜時《せんじ》が長くなる。
- 眠りが浅くなり、ちょっとした要因で目が覚めてしまう。
- 長時間の熟睡が難しくなる。
- 睡眠時間が短くなる。

↓

骨粗しょう症や認知症の発症リスクも高まる。
昼寝で睡眠の量を確保するのも有効！

COLUMN 2 夜中の異常行動は脳のアンバランスが原因!?

睡眠時の望ましくない行動が特徴の睡眠障害があります。パラソムニア（睡眠時随伴《ずいはん》症）と一括して分類され、夢遊病《むゆうびょう》（睡眠時遊行《ゆうこう》症）、夜驚症《やきょうしょう》（睡眠時驚愕《きょうがく》症）、悪夢、レム睡眠行動異常症などが代表的な疾患です。

眠っていた子が突然立ち上がって歩き回ったり、大騒ぎしたりしますが、あとで聞くと本人は何も覚えていない夢遊病。深い眠りのノンレム睡眠中に突然起き、心拍や呼吸が速くなり、大声で叫んだり、泣き出したりする夜驚症。悪夢は、レム睡眠時に見る恐怖や不安感をともなう夢で、起きたときに、はっきりとその内容を覚えていることが多いのが特徴です。

これらの症状は小児に多く、成長とともに消失するいわゆる良性であることが多いものです。脳の発達期に、睡眠調節に関する脳の各部位で発達過程に差が生じます。たとえば睡眠時の筋緊張の調節などに不具合が生じ、睡眠中に心身や運動の解離現象が起こり、睡眠時随伴症が発症するのではと推測されます。

レム睡眠行動異常症は、レム睡眠中に発話（ときに攻撃的）、およびしばしば暴力的な動作（腕を振り回す、パンチ、キック）が生じます。こうした行動は夢が行為として表出したもので、レム睡眠中に通常みられる筋肉の緊張低下がみられません。この疾患は、小児ではなく、高齢者、とくにパーキンソン病や、アルツハイマー病などの中枢神経系の変性疾患患者に多くみられます。

睡眠時随伴症は子ども特有の睡眠障害と思われがちですが、レム睡眠行動異常症はむしろ高齢者に多い症状です。睡眠調節に関する脳の各部位でアンバランスが生じると、子どもでも、老人でも睡眠時随伴症が発症することは興味深いです。

文・西野精治

西野精治. 睡眠障害　現代の国民病を科学の力で克服する: 角川新書; 2020.

第3章

今夜からぐっすり「黄金の90分」の質を高める極意

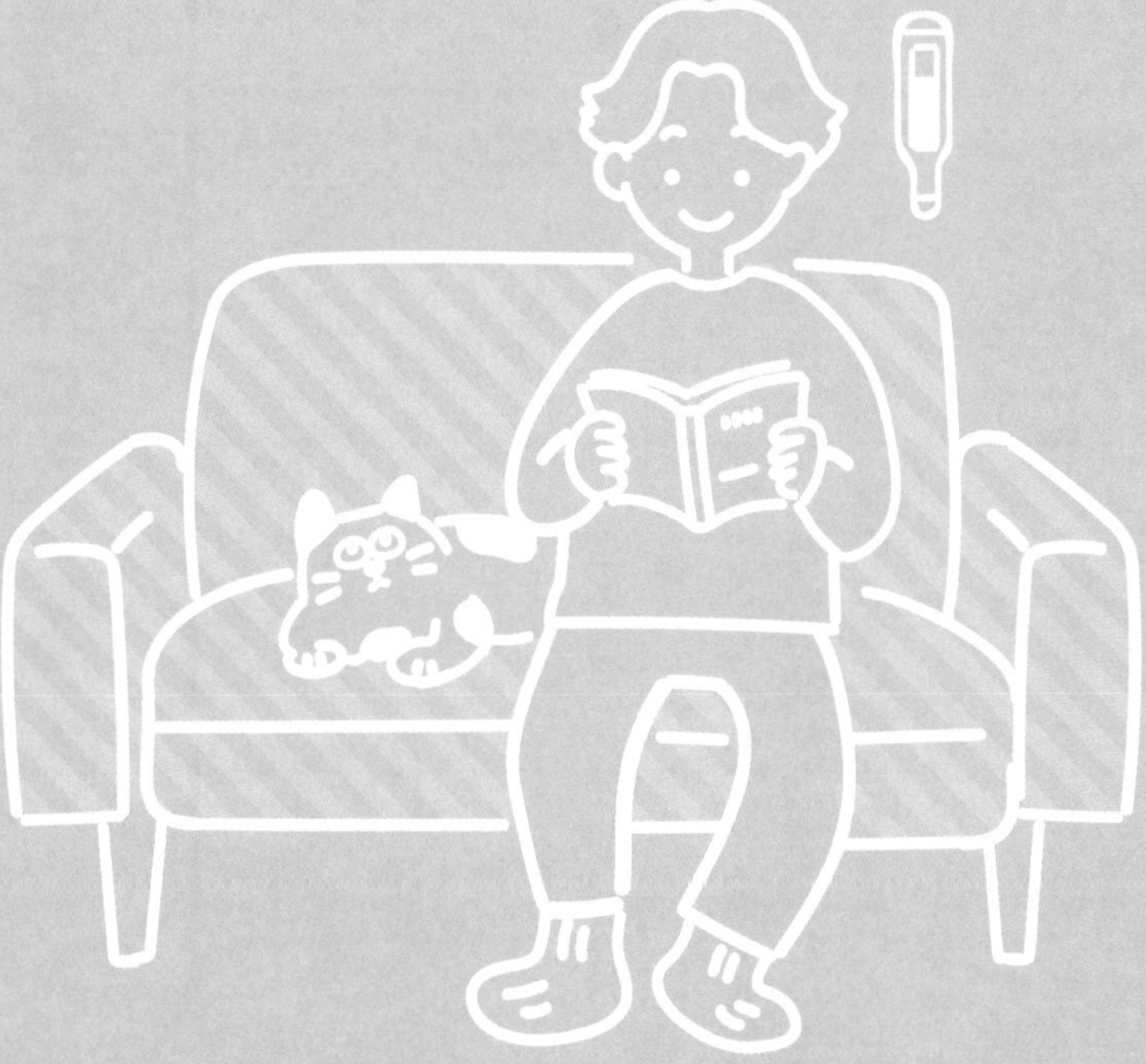

31 黄金の90分を確実に手に入れる！

「夜眠り、朝起きる」という
リズムに逆らわない

睡眠の質は最初に訪れるノンレム睡眠、いわゆる「黄金の90分」（↓54ページ）にかかっています。最初に理想の深いノンレム睡眠に到達できれば、その後の睡眠リズムは正しいものとなり、朝にはすっきり目覚められます。

方法は簡単です。**夜、眠気がやってきたタイミングで寝てください。**睡眠は恒常性と概日《がいじつ》リズムによって支配されています。朝がくれば目が覚めて、夜になると眠くなるのは、いたって自然な現象です。ところが、多くの人が夜ふかしをしたり、徹夜をしたりと、睡眠をつかさどるふたつのシステムを無視しがちです。

たとえば、夜を徹して仕事をし、明け方にようやく寝ようとしても、興奮状態がつづく脳はとても眠れる状態にありません。くわえて、明け方は覚醒がはじまる時間帯でもあります。たとえ眠れたとしても、深いノンレム睡眠が訪れることはなく、目覚めもよくありません。

徹夜せざるを得ない場合は最初に眠気を感じたときに眠り、「黄金の90分」がすぎたころに訪れるレム睡眠のときに起きるとよいでしょう。１００分前後と短い睡眠ですが、最初のノンレム睡眠を確保できているので、体の最低限必要なメンテナンスは整っているはずです。

夜、眠くなったときに寝る——。このあたり前のことが、じつは何より大切なのです。

恒常性と概日リズムのふたつが眠気をつくる

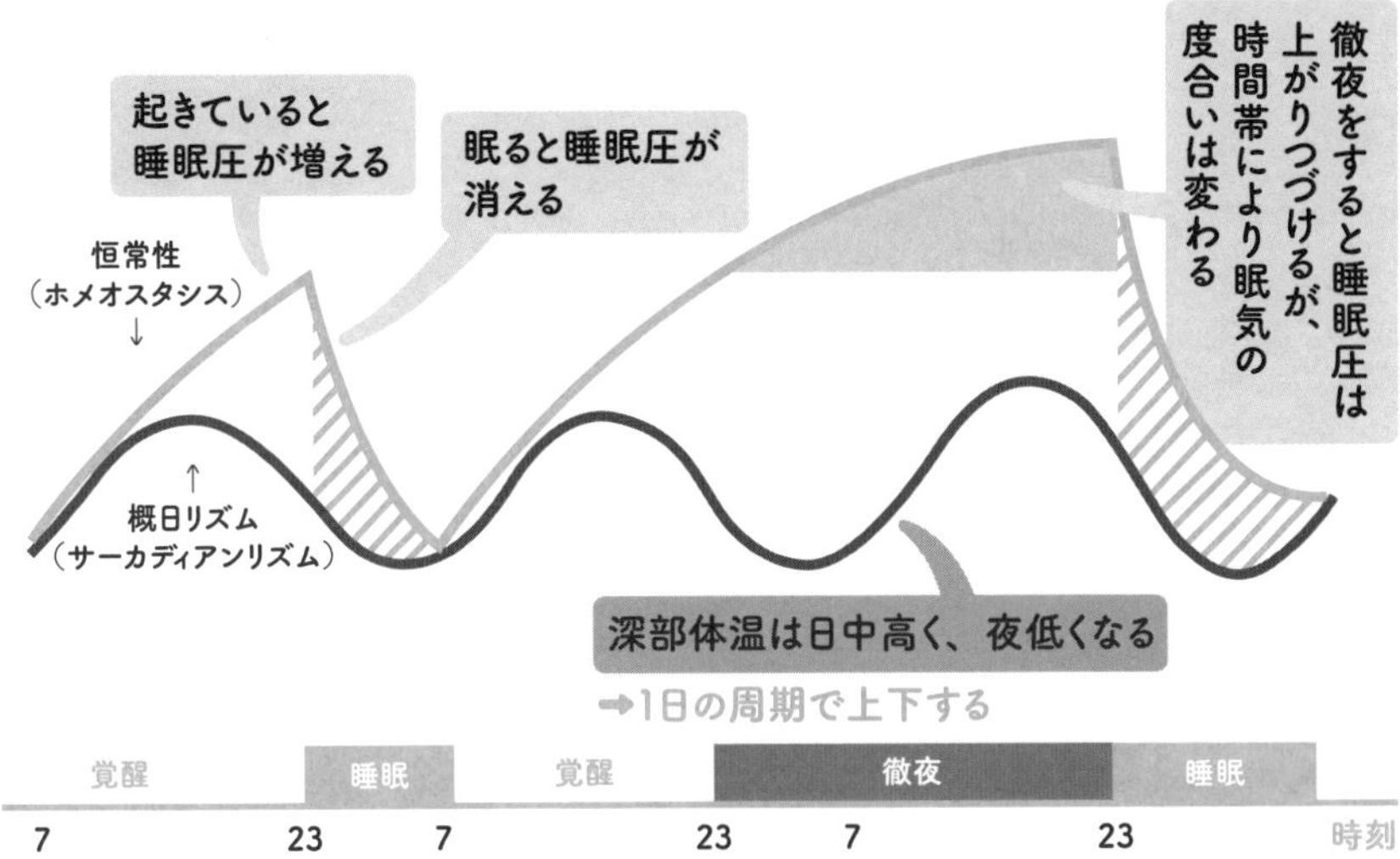

『スタンフォード大学教授が教える 熟睡の習慣』（PHP新書）より改変

スタンフォード式 最高の仮眠方法！

どうしても、夜終わらせないといけない仕事や勉強があるとき…

✕ 夜中やり通してから、明け方眠りにつく。

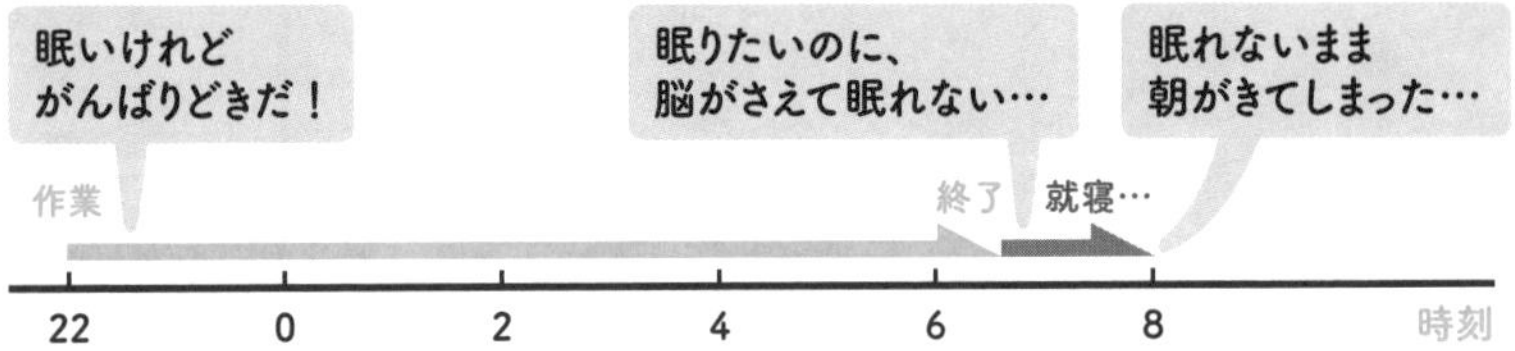

〇 眠気を感じたら100分程度の仮眠をとる。

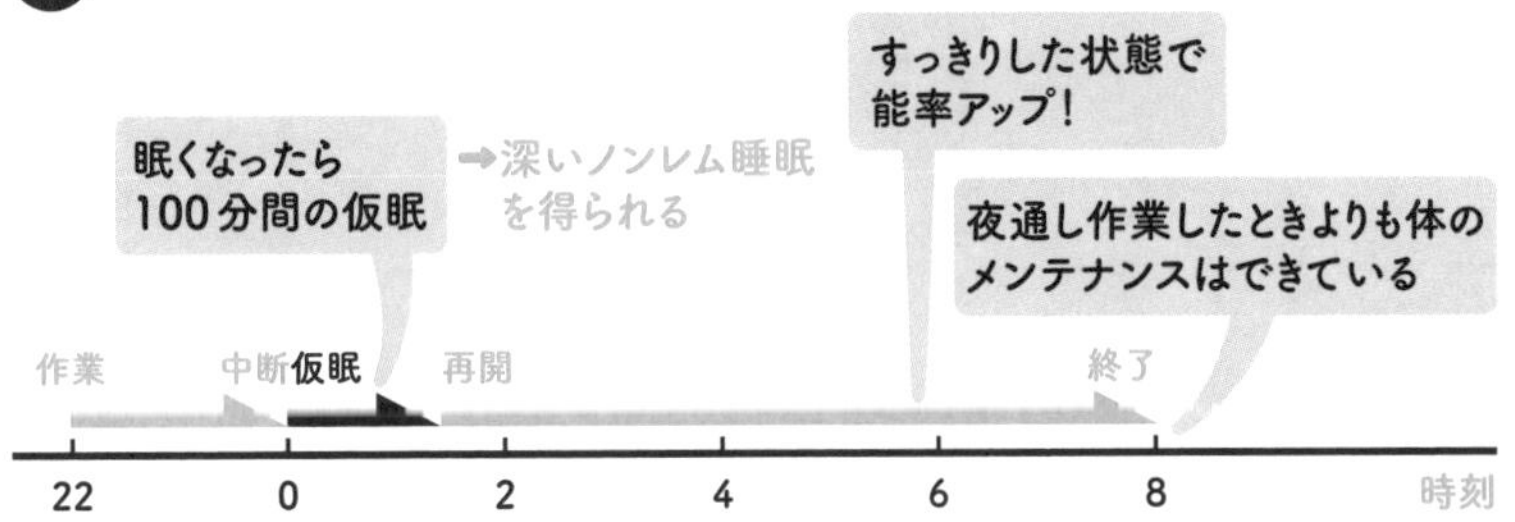

✕も〇も同じ睡眠時間と作業時間だが、
眠気をがまんせず仮眠をとるほうがうまくいく！

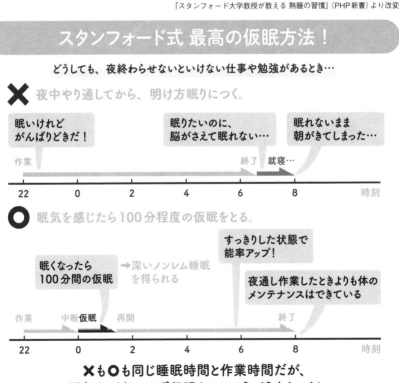

32 入眠直前に現れる睡眠禁止ゾーン

早寝が難しいのは体の自然なシステムの問題だった

日中ずっと起きていれば睡眠圧が上昇し、自然に眠くなります。それならば、睡眠圧は眠る直前にもっとも高くなっているはずです。

ところが、1日を20分（覚醒と睡眠の1周期）ごとにくぎって行なった睡眠実験によって、どの時間帯が入眠しやすいか調べたところ、**ふだん寝る時間の2時間前から就寝直前までが、もっとも眠りにくいとわかったのです。**脳が眠りを拒むこの時間帯をフォビドンゾーン（進入禁止域）と呼びます。いうなれば、睡眠禁止ゾーンです（→左図）。

夕方から高まる眠気を抑えこんで夜まで活動するために、覚醒力が働くので、睡眠圧の高まる就寝前にフォビドンゾーンの現象が強く現れます。翌日の朝が早いからといって、いつもより1～2時間早く寝ようとしても、なかなか寝つけないのは、まさしくフォビドンゾーンのタイミングで眠ろうとしているからです。

じつは無理に早く寝ようとするより、いつもの時間に寝て早く起きるほうが、睡眠時間が短くなったとしても、眠りの質は守られます。

眠りの質を確保するためには、まずは起きる時間を決めましょう。**朝は必ず決まった時間に起きるようにすると、眠くなる時間も決まってきます。**就寝時間が決まると、睡眠パターンも確立されるので、結果的に「黄金の90分」へもスムーズにみちびかれます。

就寝前2時間はかえって目がさえる！

1日を20分ごとのブロックにくぎって、
睡眠状態のデータをとってグラフに表すと…

20分の内訳は「13分起きて、7分寝る」というもの。
この7分間の睡眠時間に
「眠りに落ちる頻度」から眠気の強さを測った（下図青線）。

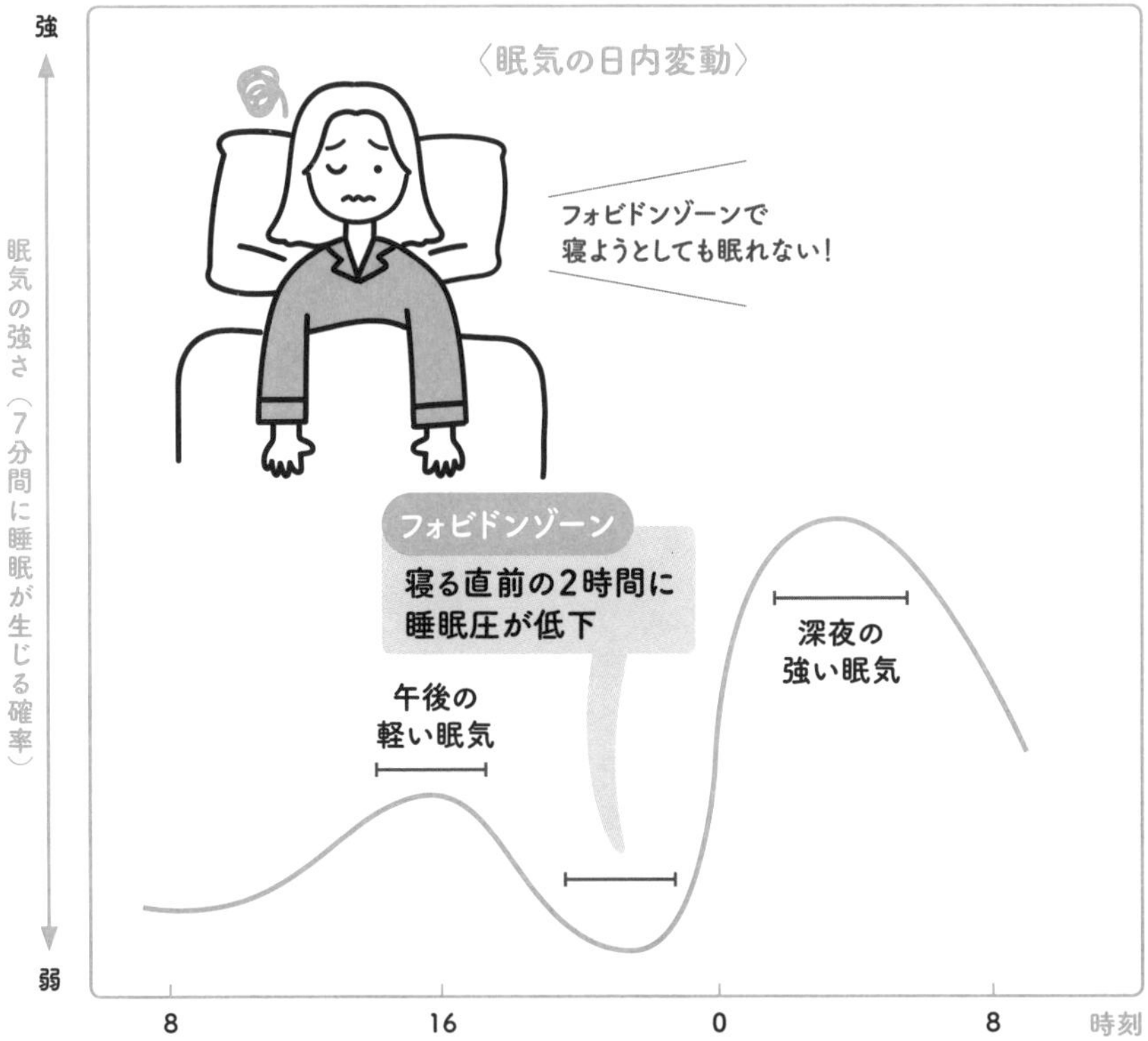

イスラエル・イスラエル工科大学のLavieらによる報告（1986年）

たとえば、毎日午前0時ごろに眠る人は、22～0時までの2時間は眠りにくい。

↓

この時間帯を「フォビドンゾーン」といい、
それを過ぎると、眠気は急激に強くなる！

33 寝る力と起きる力はセットで働く

覚醒と睡眠のカギはオレキシンがにぎっていた！

睡眠と聞くと眠ることばかりを考えがちですが、日中にどう起きているかも重要です。

人は十分に眠れていると、日中は14～16時間ほどは起きつづけられます。これは、オレキシンという神経伝達物質が活躍するからです。

オレキシンの活動は、概日《がいじつ》リズム（サーカディアンリズム）によって変動します。日中は脳内で活発に働いて、夜になるにつれて弱まります。そして、夜間は睡眠圧がオレキシンの活動を上回るので、眠くなるのです。

監修者らのグループは、睡眠障害のナルコレプシーの発症の原因がオレキシンの欠乏にあると突き止めました。ナルコレプシーは突然睡魔に襲われる過眠症の一種ですが、じつは長い覚醒が保てなくなることで睡眠発作が起こると判明したのです（↓詳しくは100ページ）。

マウスを使って、オレキシンをつくる神経細胞に光刺激を与えたり抑制したり実験を行なうと、それまで眠っていたマウスを瞬時に目覚めさせることも、瞬時に眠らせることもできました。

特定の神経細胞に光刺激を与えることで、目覚めさせたり、眠らせたりできるのであれば、不眠に悩むこともなくなります。残念ながら、今はまだ人に応用できませんが、光の成分は睡眠と覚醒に重要な刺激なのです。

脳の覚醒を左右する神経伝達物質

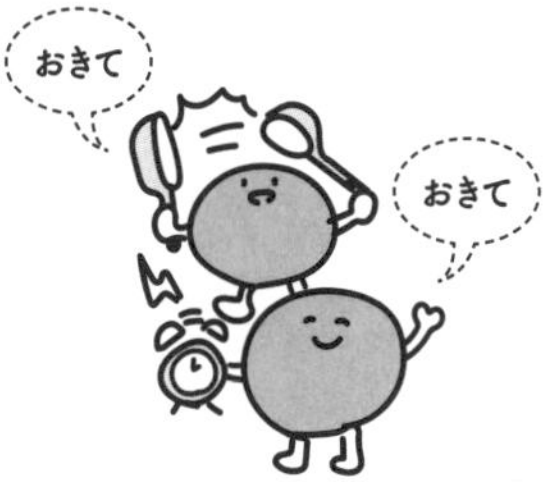

オレキシン　ヒスタミン
ノルアドレナリン　ドーパミン
覚醒をサポートする神経伝達物質。

日中

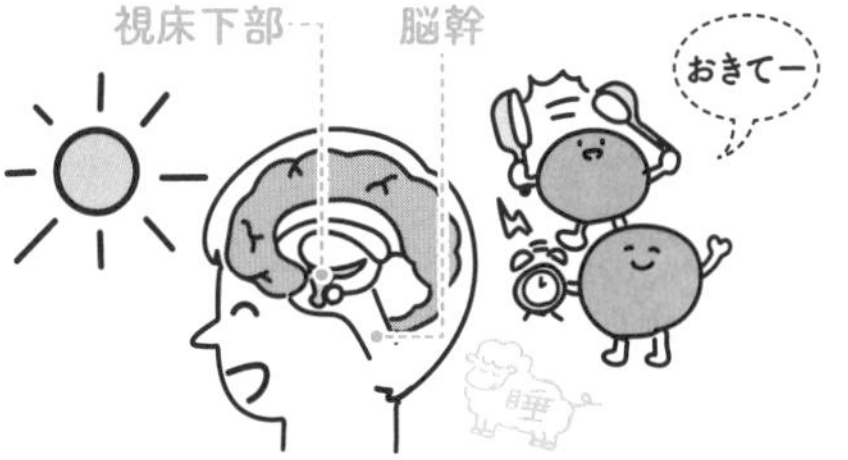

視床下部外側野にあるオレキシン神経細胞が、視床下部後方のヒスタミン神経細胞や、脳幹にあるノルアドレナリン神経細胞、ドーパミン神経細胞の活動を活発化。

⬇

オレキシンやヒスタミンなどの力が強く、覚醒状態が維持される。

フォビドンゾーン

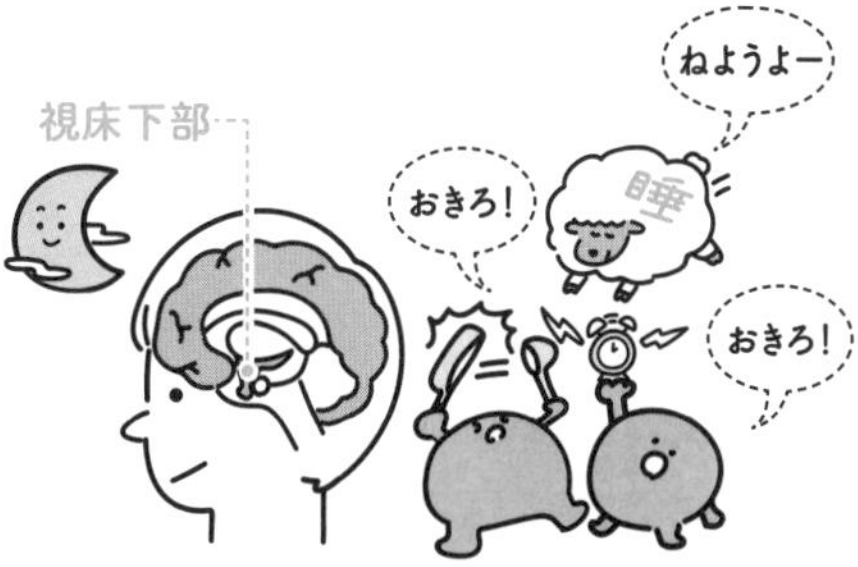

睡眠圧が高まるが、それにあらがうように、視床下部外側野にあるオレキシン神経細胞が強く作用。

⬇

睡眠圧よりもオレキシンやヒスタミンなどの覚醒ニューロンの活動が高まるので、覚醒状態が維持される。

睡眠中

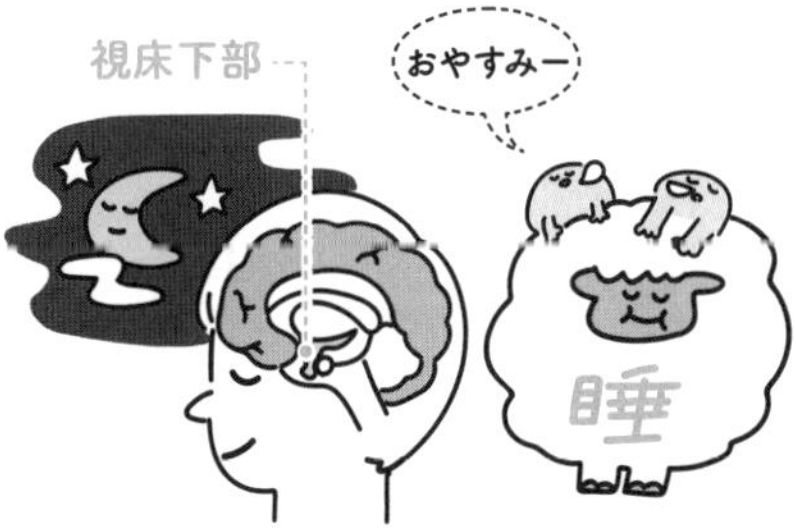

視床下部の腹側外側にあるGABA神経細胞が作用して、覚醒にかかわるオレキシン、ヒスタミンなどの活動を抑制。

⬇

睡眠圧のほうが強くなり、睡眠状態が維持される。

34 体温の変化が極上の眠りをみちびく

眠りをみちびくポイントは
深部体温と皮膚温度の差にあり！

入眠や起床に悩んでいる人は、体温に注目してください。体温は概日《がいじつ》リズム（サーカディアンリズム）の影響を受けているので、1日のなかで上がったり下がったりと変化しています。

通常、人の体温は「日中は高く、夜間は低い」ものといわれますが、これは深部体温（体の内部の温度）の変化に限った話です。皮膚温度（体の表面の温度）はそのまったく逆で、「日中は低く、夜間は高く」変化します（↓左図）。

また、覚醒時の深部体温は健康な人であれば、皮膚温度より最大2度ほど高くなっています。深部体温が36・5度の人であれば、皮膚温度はおよそ34・5度です。

眠くなると、手が温かくなるのは、**入眠前には、手足の先に集中している毛細血管や動静脈吻合《ふんごう》から熱放散が行なわれているからです。熱放散によって深部体温を下げているのです。**このとき、深部体温は覚醒時より0・3度ほど低い36・2度にまで下がり、皮膚温度との温度差が縮まっています。

この「温度差が縮まること」が、入眠のカギです。眠気は深部体温が下がるにつれて強くなりますが、それだけでは不十分なのです。

深部体温と皮膚温度の差が縮まるとさらに眠気は増すので眠りやすくなり、「黄金の90分」を手に入れることにもつながります。

深部体温と皮膚温度の差が縮まると眠くなる！

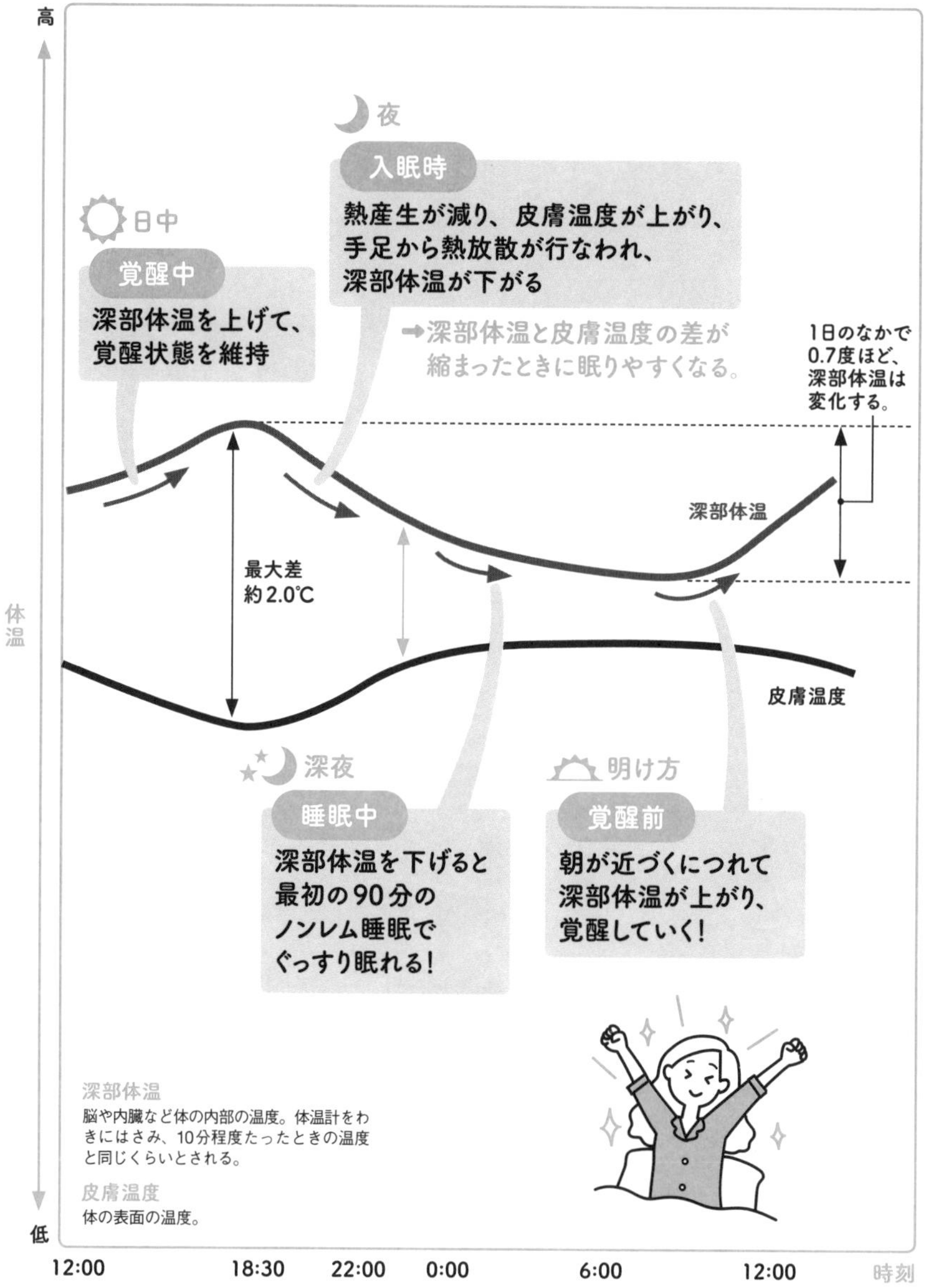
高
体温
低
日中
覚醒中
深部体温を上げて、覚醒状態を維持
夜
入眠時
熱産生が減り、皮膚温度が上がり、手足から熱放散が行なわれ、深部体温が下がる
➡深部体温と皮膚温度の差が縮まったときに眠りやすくなる。
1日のなかで0.7度ほど、深部体温は変化する。
最大差
約2.0℃
深部体温
皮膚温度
深夜
睡眠中
深部体温を下げると最初の90分のノンレム睡眠でぐっすり眠れる！
明け方
覚醒前
朝が近づくにつれて深部体温が上がり、覚醒していく！
深部体温
脳や内臓など体の内部の温度。体温計をわきにはさみ、10分程度たったときの温度と同じくらいとされる。
皮膚温度
体の表面の温度。
12:00
18:30
22:00
0:00
6:00
12:00
時刻

『スタンフォード式 最高の睡眠』（サンマーク出版）より改変

深部体温と皮膚温度とは、まったく逆の変化をする。温度差が縮まると眠気が増し、眠りやすくなる。

35

今すぐできる眠りのスイッチ①

お風呂やくつ下で深部体温をコントロール

入浴で体温を「上げて・下げて・縮める」

良質な眠りをみちびくポイントは、深部体温と皮膚温度の差を縮めることです。そのために、もっとも有効とされる方法が**入浴**です。

皮膚温度は深部体温に比べて、変化しやすく、冷たい水に手をつければ冷たく、お湯につければ温かくなります。とはいえ、恒常性（ホメオスタシス）が保たれているため、40度のお風呂に入ったとしても同じ温度まで上がりません。せいぜい0・8～1・2度の範囲で上がる程度です。

一方、深部体温は熱をさえぎる筋肉や脂肪などの組織で覆《おお》われているので、周囲の影響をあまり受けません。

しかし、入浴には深部体温をしっかりと上げる効果があります。実際に、監修者らの実験では、**40度のお風呂に15分入ったあとで深部体温を測定すると、0・5度上がりました。深部体温は大きく上がるとその分、大きく下がろうとします**。これにより、深部体温と皮膚温度の差が縮まって眠りに入りやすくなるのです。

0・5度上がった深部体温が元に戻り、さらに下がるには、90分以上の時間が必要です。つまり、**就寝の90分前に湯船につかり、深部体温を上げておくと、眠るころには深部体温が下がってきて、スムーズに入眠できます**（→左図）。

入浴する時間がとれない場合は、足湯やくつ下で足を温める方法もあります。

睡眠への体温スイッチ❶ 就寝90分前の入浴

午前0時に就寝する人の理想の夜のすごし方。

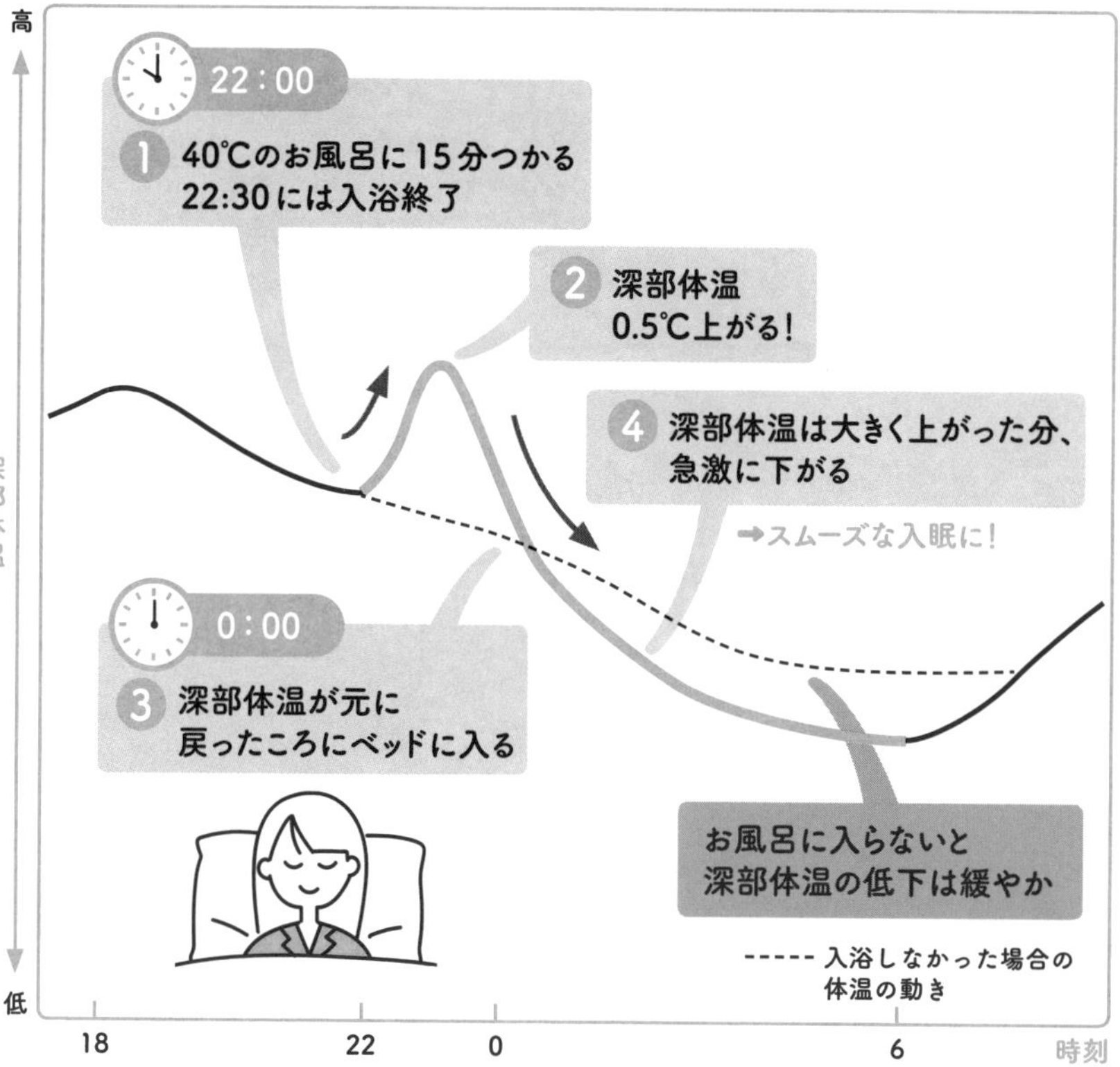

高
低
深部体温
22：00
① 40℃のお風呂に15分つかる 22:30には入浴終了
② 深部体温 0.5℃上がる！
④ 深部体温は大きく上がった分、急激に下がる
➡スムーズな入眠に！
0：00
③ 深部体温が元に戻ったころにベッドに入る
お風呂に入らないと深部体温の低下は緩やか
----- 入浴しなかった場合の体温の動き
18
22
0
6
時刻

『スタンフォード式 最高の睡眠』（サンマーク出版）より改変

入浴による体温スイッチのポイント

- 一時的に上がる深部温度が大きいほど、大きく下がろうとするので、入眠しやすくなる。
- 深部体温が元に戻る時間を踏まえ、入眠予定の90分前に入浴を終える。
- 就寝直前の入浴は、深部体温が下がりきらないので眠りのさまたげになる。
- 就寝まで90分の時間がとれないときは、シャワーのほうがよい。

睡眠への体温スイッチ❷ 就寝前の足湯

足湯は足の血行をよくして、熱放散を活発にする!

おすすめ
足湯方法

- 就寝30～60分前に行なう。
- 40～42℃のお湯を使う。
- 10～15分つかる。
- ラベンダーなどリラックスする香りのバスソルトを使うのも〇。

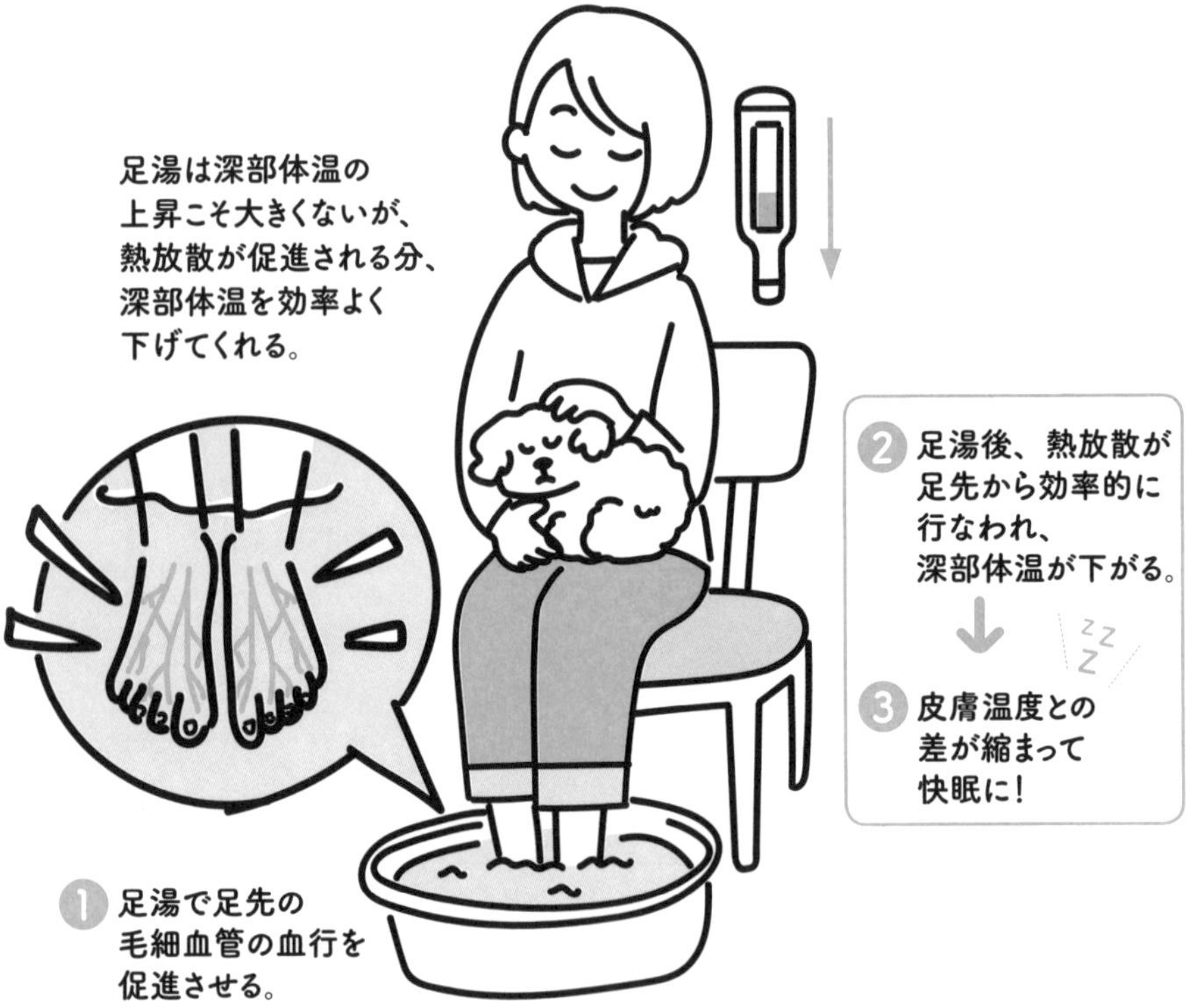

足湯は深部体温の上昇こそ大きくないが、熱放散が促進される分、深部体温を効率よく下げてくれる。
❷ 足湯後、熱放散が足先から効率的に行なわれ、深部体温が下がる。
❸ 皮膚温度との差が縮まって快眠に!
Z Z Z
❶ 足湯で足先の毛細血管の血行を促進させる。

入浴は深部体温を大きく上げて下げるのに約90分かかるが、足湯はより短時間で効率よく効果を得られる!

睡眠への体温スイッチ❸ 就寝前のくつ下

手足が冷えて眠れない人は、手足の毛細血管が収縮している。
くつ下を履いて足を温めて血行をよくすることで、熱放散を促進する！

おすすめ
くつ下
使用方法

- 寝る1～2時間前から履く。
- 締めつけないゆったりサイズのくつ下を履く。
- ウールなど天然素材のものを選ぶ。
- ストレッチや足のマッサージをすると、より血行が促進される！

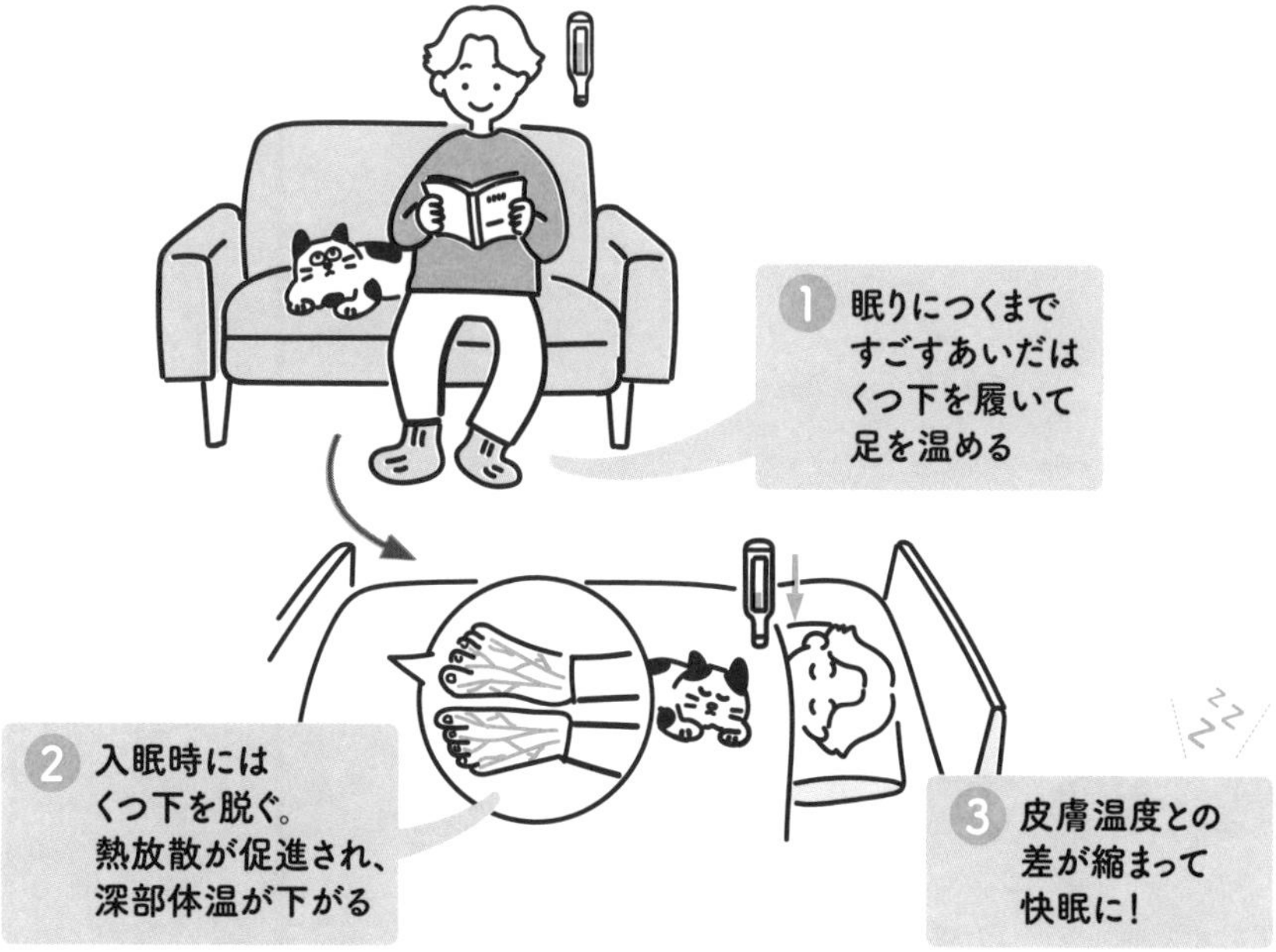

❶ 眠りにつくまですごすあいだはくつ下を履いて足を温める
❷ 入眠時にはくつ下を脱ぐ。熱放散が促進され、深部体温が下がる
❸ 皮膚温度との差が縮まって快眠に！

寝る前にくつ下を脱いでより快眠に！

注意！

くつ下を履いたまま寝る人もいるが、
足からの熱放散がさまたげられるので、
かえって入眠を妨害してしまう。くつ下を履くのは、
寝る直前までにしておこう。

36

今すぐできる眠りのスイッチ②

脳を眠りモードに変えるモノトナス

眠る前の脳には余計なことを考えさせない

脳への刺激も、よい眠りの大敵です。悩みや心配があったり、寝る直前まで仕事やスマホゲームをしていたりすると、脳の興奮状態がつづくのでなかなか眠りが訪れません。

マウスを住み慣れたゲージから新しいゲージに移すと、眠りにくくなったという実験報告があります。人も同じで、環境の変化がストレスとなって眠れなくなることはよくあります。

ほかにも暑さや寒さで眠れない、明るくて眠れない、うるさくて眠れないなど、よい眠りをさまたげる環境要因はさまざまです。暑がりな人や寒がりな人がいるように、何から強い刺激を受けるかは人によっても異なります。

脳は、些細《ささい》な環境の変化や刺激にも反応します。**眠る前の脳には極力、余計なことを考えさせないようにしたほうがよいのです。**しかしながら、考えるなといわれると、余計に考えてしまうものです。

一方、電車に乗って変わらない風景を見ているとき、難しい本を読んでいるとき、静かな映画を見ているときには、なぜだか眠くなります。**これは、脳がモノトナス（単調な状況）であることに退屈して眠くなっているのです。**

退屈は、日常の生活ではあまり歓迎されませんが、よい眠りのためには有意義なことといえるでしょう。

睡眠への脳スイッチ❶ ポジティブルーティン

眠りにつくまでの決まりがあると、考えることが減るので眠りやすくなる!
睡眠に影響を与えやすい「時間」「寝具」「服装」「光」「温度」「音」などの
ルーティン(習慣)を決めておこう。

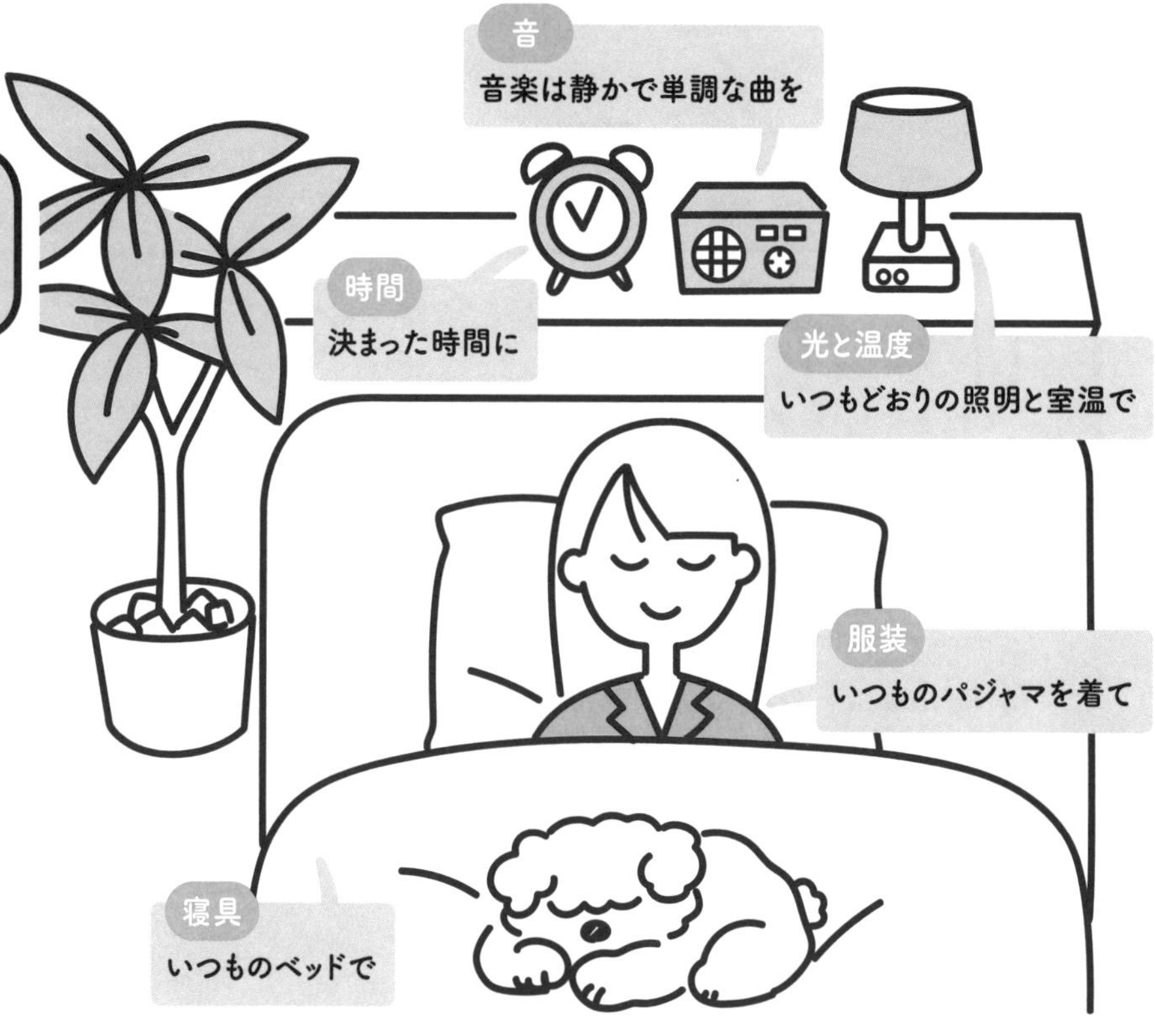
音
音楽は静かで単調な曲を
時間
決まった時間に
光と温度
いつもどおりの照明と室温で
服装
いつものパジャマを着て
寝具
いつものベッドで

注意!

いつもの習慣で本を読んだり、
映画を見たりしながら眠りにつく人は、
行動パターンを変えなくてもよい。
ただし、アクション作品など刺激の強いものは、
脳が休まらないので避けよう。

睡眠への脳スイッチ❷ Sheepを数える

なかなか寝つけないときは、英語で「Sheep, Sheep, Sheep……」と数えてみる。
脳を単調（モノトナス）な状態にすることができる。

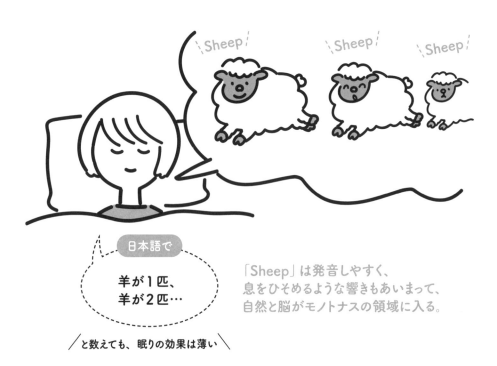

日本語で

羊が１匹、
羊が２匹…

と数えても、眠りの効果は薄い

「Sheep」は発音しやすく、
息をひそめるような響きもあいまって、
自然と脳がモノトナスの領域に入る。

モノトナスの例

- 難しい本
- クラシック音楽
- 変わらない風景
- 古典芸能
- 静かな映画
- 炎のゆらめき

モノトナスに感じるものは人によってちがう。
自分にぴったりのものを探してみよう。

睡眠への脳スイッチ③ 1/fゆらぎ

時計の秒針
モーター音
メトロノーム

1/fゆらぎ
↓

工事の音
雨つゆの音
雨戸の震え

規則正しいリズム ― 不規則でランダムなリズム

「1/fゆらぎ」は、予測できない不規則なゆらぎであり、「規則的な音」と「不規則でランダムな音」が調和した状態ともいえる。「1/fゆらぎ」に身を任せると脳がリラックスし、うとうと眠くなる！

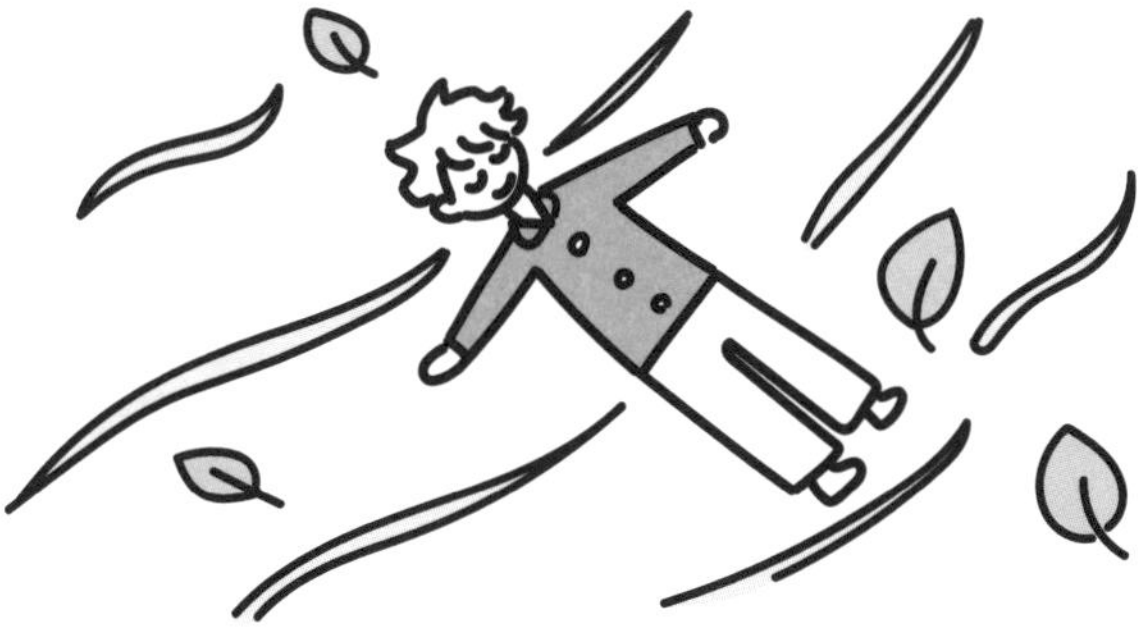

身近にある1/fゆらぎ

- キャンドルなど炎のゆらめき
- クラシック音楽
- 虫の声
- 小鳥のさえずり
- 波の音
- 木漏れ日
- 小川のせせらぎ

生活にとり入れて、よりよく眠ろう。

37

今すぐできる覚醒のスイッチ①

体内時計をリセットする太陽の光

朝の光（ブルーライト）を浴びて活動モードに切り替える

生物がもつ固有の概日《がいじつ》リズム（サーカディアンリズム）と地球のリズムには、ずれがあります。

こんな実験報告があります。**概日リズムが1日23・7時間のマウスを光のない状態で生活させると、活動開始時刻が毎日徐々に前へずれ（1日約18分）、1ヵ月後には夜行性のマウスが昼間に活動するようになりました。**このマウスのように、地球のリズムに影響を受けず、体内時計だけで生きる状態を「フリーラン」と呼びます。

人がフリーランで生活するには、太陽光など時間の手がかりをなくすことが必要です。まれに全盲の方にフリーランですごす人もいます。

この実験から、日々のリズムのずれを光が調節することがわかります。朝、光を目からとりこむと、脳の視交叉上核《しこうさじょうかく》に情報が伝わり、概日リズムをリセットする指令が送られるのです。

太陽光にはすべての波長の光がほぼ均等に含まれます。**なかでも波長の短く紫外線に近いブルーライト（380〜500nm）は、強いエネルギーをもつ光です。目の奥の網膜《もうまく》まで達しやすく、覚醒への影響が大きいとされています。**とくに470nmの波長は、眠りにみちびくメラトニンの分泌を強く抑えます。

ですから、起床後すぐに太陽の光を浴びるとよいでしょう。眠気を覚まし、1日の活動を向上させてくれるのです。

覚醒への光スイッチ 朝日を浴びる

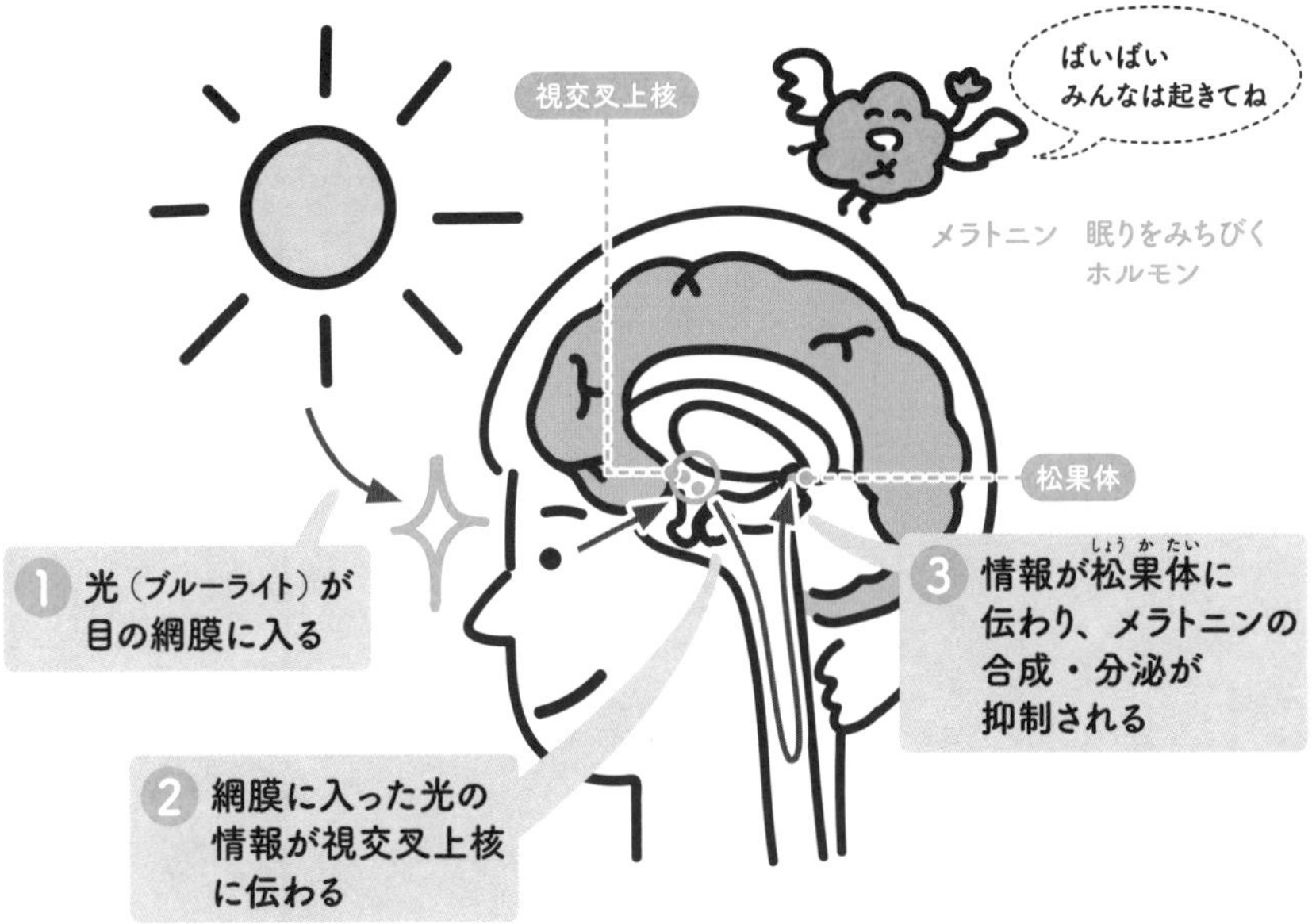

ばいばい
みんなは起きてね
視交叉上核
メラトニン　眠りをみちびくホルモン
松果体
1 光（ブルーライト）が目の網膜に入る
2 網膜に入った光の情報が視交叉上核に伝わる
3 情報が松果体《しょうかたい》に伝わり、メラトニンの合成・分泌が抑制される

眠りを促すメラトニンの分泌が減ることで、体内時計がリセットされる！

・朝日の光を浴びるのは、数分間でOK！
・天気が悪くて太陽の光が見えなくても、覚醒に必要な光の成分は脳に届く！

寝る前のブルーライトに注意！

メラトニンの分泌は、朝の光を浴びて抑制されてから約15時間経つと再び高まりはじめ、眠りを促す。このタイミングでパソコンやスマホのブルーライトを長時間浴びてしまうと、覚醒モードが刺激され、眠りにくくなってしまう！

38

今すぐできる覚醒のスイッチ❷

深部体温を上げて爽快な朝に！

深部体温と皮膚温度の差を広げるのがカギ

眠りにつくと、筋活動が低下し、代謝も落ちるので、深部体温はさらに下がります。睡眠中、体内の熱は体外へ放たれ、深部体温は低い状態で保たれます。

明け方に近づくにつれて、深部体温が上がっていき、覚醒がはじまります。日中、体が活動モードにあるとき、深部体温は高く、皮膚温度との差は広がっています。

起床すると、深部体温は自然に上がりますが、**目が覚めたらすぐにベッドから出て朝の支度をはじめるなど、すぐに行動を開始すると覚醒スイッチははっきりとオンに切り替わり、深部体温をさらに上げられます。**

また、深部体温と皮膚温度の差が縮まると眠気が強くなる性質を逆手にとって、深部体温と皮膚温度の差を広げることができれば、眠気が消えてより早く脳が目覚めます。

たとえば、冷たい水で顔や手を洗えば、刺激を与えるとともに皮膚温度を下げられるので有効です。一方、朝風呂は要注意です。入浴すると、深部体温はたしかに上がりますが、その反動でしばらくすると体温が大きく下がり、かえって眠くなってしまいます。

朝の覚醒には、シャワー浴のほうがいいでしょう。シャワー浴で心身をすっきりさせることは、目覚めによい習慣といえます。

覚醒への体温スイッチ 皮膚を冷やす

深部体温と皮膚温度の差を広げることで、覚醒スイッチがオンになる！

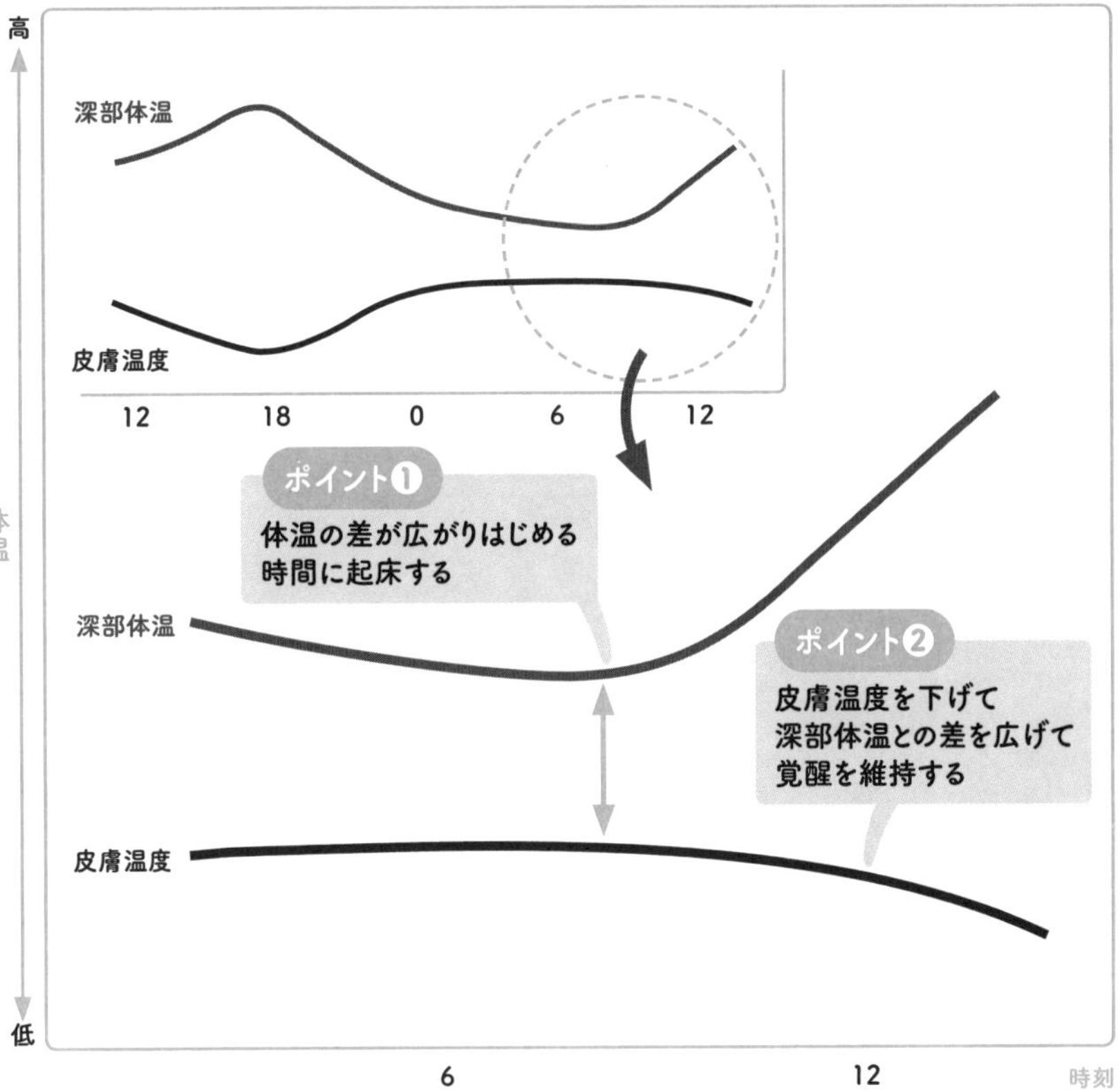

『スタンフォード式 最高の睡眠』（サンマーク出版）より改変

体温の差を広げるには

- お湯を使わず、水で手や顔を洗う。
- 冷たい水で水仕事をする。
- 朝ごはんを食べる。
- あたたかい飲みものを飲む。

などの方法でさらに朝の覚醒を高める！

39

今すぐできる覚醒のスイッチ③

感覚刺激は最高の目覚まし

目や耳、皮膚に目覚めの刺激を与える

目覚ましなどでむりやり起こされると、いつまでも頭がぼんやりして、眠気やだるさが消えないことがあります。

このようになかなか覚醒状態に切り替わらない状態を、「睡眠慣性」や「睡眠酩酊《めいてい》」と呼びます。起きるタイミングが悪いことが、おもな要因と考えられます。

そもそも寝起きの認知機能は1日のなかでもっとも低く、活動中のピーク時と比べると6割程度です。 このときの脳波を測定すると、周波数が低いままで、目は開いていても脳は睡眠中とほとんど同じような状態となっています。

脳幹の**上行性網様体《じょうこうせいもうようたい》**は、多くの線維が網のようにに集まっている部位で、耳や目や皮膚などでとらえられた感覚情報が送られます。上行性網様体が壊れた動物は眠ったような状態になってしまったことから、覚醒にかかわる部位として知られています。

また、眠っているときに救急車やパトカーのサイレンの音が鳴ったり、明かりをつけたりした途端に起きてしまうのは、上行性網様体が刺激されて覚醒させられたためと考えられます。

この性質を利用して、**朝起きたら、すぐに目や耳、あるいは皮膚などから上行性網様体に感覚刺激を届けましょう。** 睡眠慣性が解消されて、しっかりと目覚められるはずです。

覚醒への感覚刺激スイッチ 光・音・触覚など

感覚刺激を
上行性網様体に
与えることで
すっきり目覚められる！

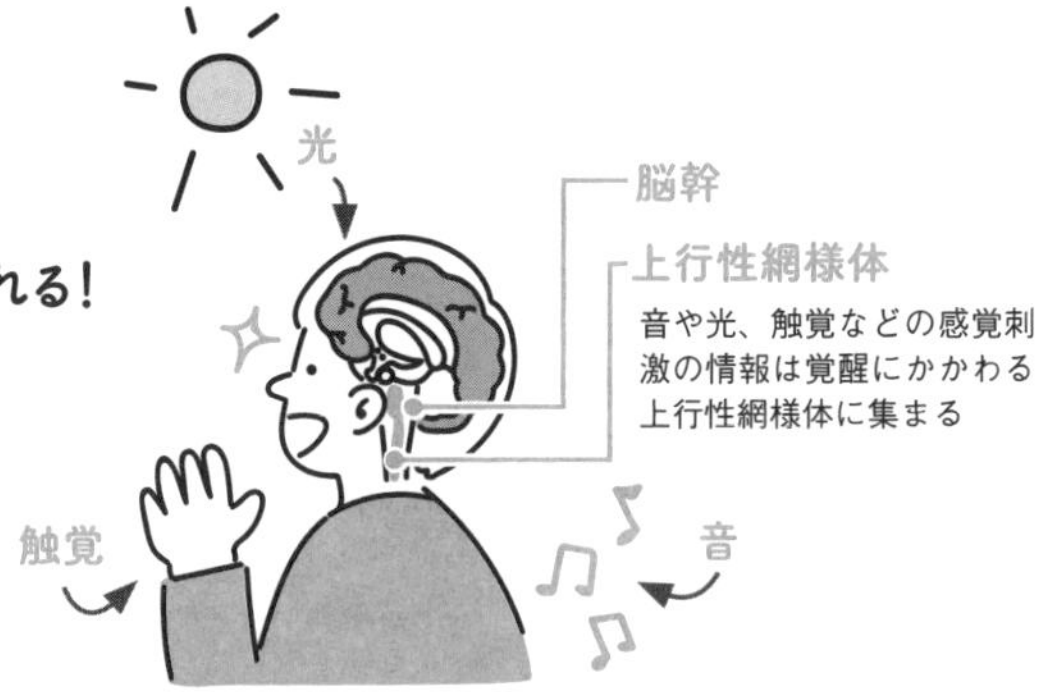
光
脳幹
上行性網様体
音や光、触覚などの感覚刺激の情報は覚醒にかかわる上行性網様体に集まる
触覚
音

朝の認知機能は徹夜明けより低い！

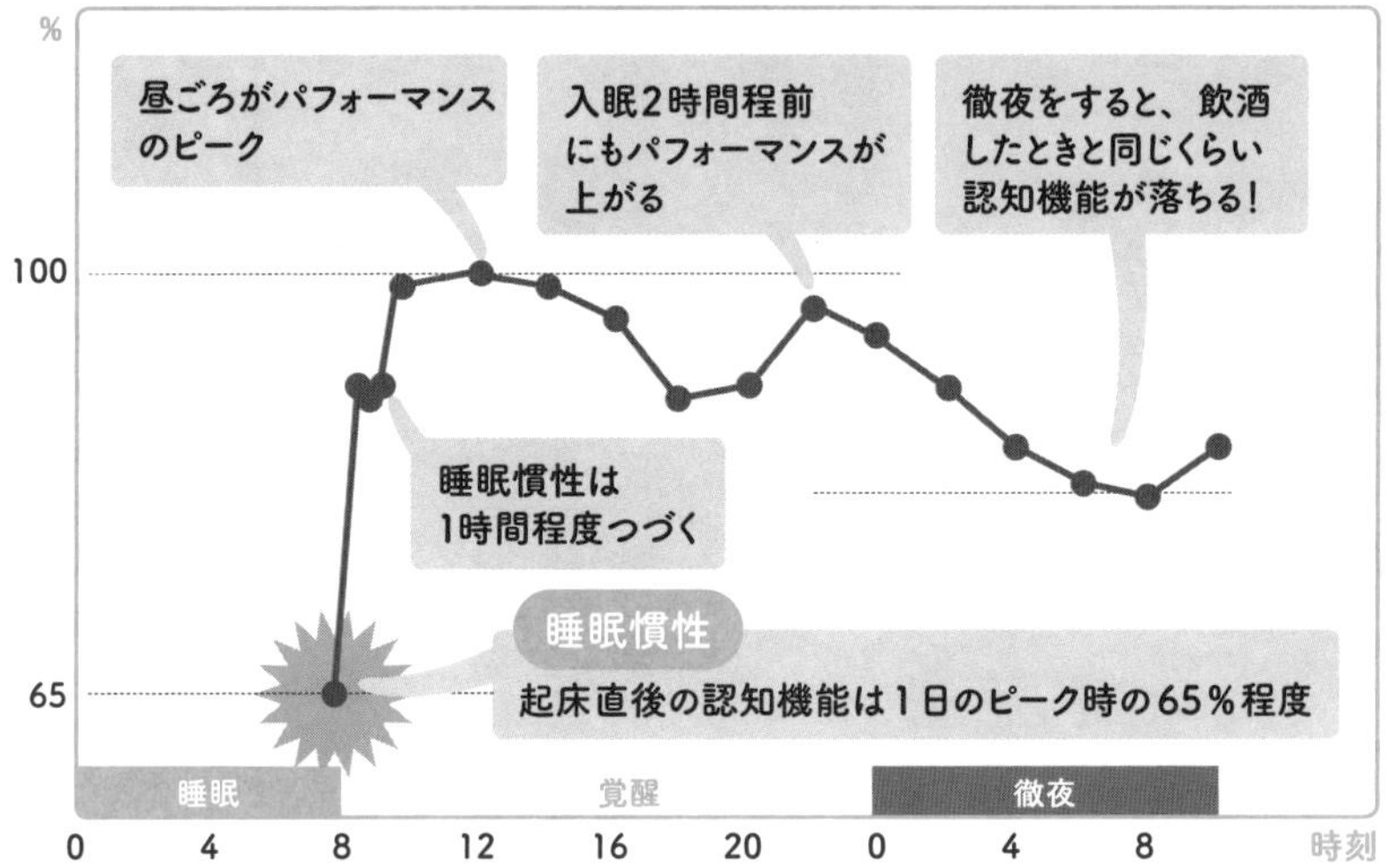

米国・Wertzらによる調査（2006年）

睡眠慣性により寝起きは頭がぼんやりしがち。
感覚神経を刺激して目覚めをすっきりさせよう！

おすすめの感覚刺激のとり入れ方

- 裸足で冷たい床の上を歩く（皮膚感覚を刺激）。
- カーテンを開けて太陽の光を浴びる（視覚を刺激）。
- 音楽やラジオをかける（聴覚を刺激）。

40

今すぐできる覚醒のスイッチ④

よく噛んでおいしく目覚める！

よく噛むことで昼夜のメリハリがつく

よく噛《か》んで朝食をとることも、覚醒によい効果があります。本来なら内臓がよく働くように、朝食の前にシャワーを浴びて、体を完全に目覚めさせたほうがよいでしょう。ただし、先に朝食をとってもエネルギーが補給されて体が温まり、覚醒が促されます。

覚醒という視点で注目したいのは、噛むことです。監修者らのラボで行なった実験で、固形食のエサを噛んで食べるマウスには、睡眠や行動パターンにメリハリがあることがわかりました。

一方、**噛まずに食べられる粉状のエサを与えられたマウスは、昼夜のメリハリがなくなり、覚醒時の活動量が減ってしまったのです。**よく噛むことで咀嚼筋《そしゃくきん》を支配する三叉神経《さんさしんけい》から脳に刺激が伝わって、睡眠と覚醒のメリハリをつけることにつながっていると考えられます。

また、噛むことは、記憶にも影響をおよぼすことがわかっています。**よく噛むマウスの脳では、記憶にかかわる海馬《かいば》で、新たな神経細胞が生まれる神経新生が多くみられたのです。**噛まないマウスには、神経新生はほとんど確認できませんでした。

噛むことは睡眠や覚醒のリズムにかかわるだけでなく、睡眠中に強化される記憶にも深く関連しているのです。

覚醒への噛むスイッチ 朝食

朝食には、よく噛んで食べられるカリカリベーコンや根菜がおすすめ！

栄養バランスのとれた朝食を、味だけでなく、香りや温度、食感など五感を使って食べよう。

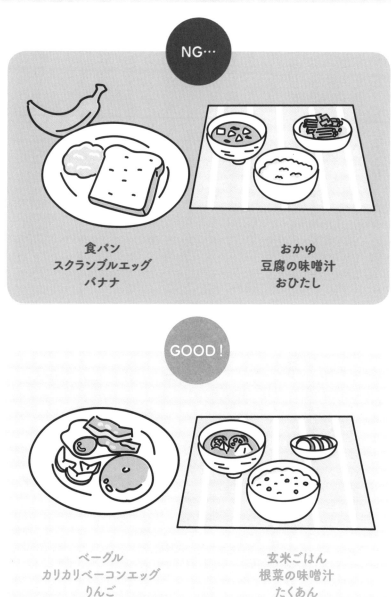

NG…

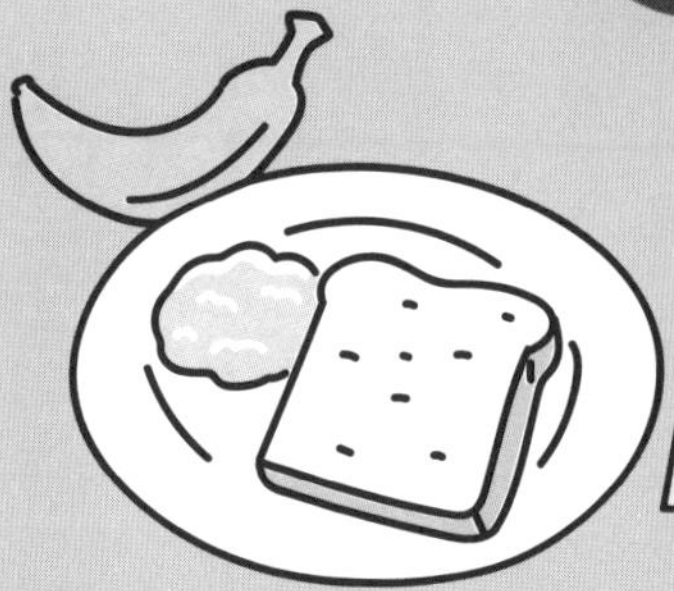

食パン
スクランブルエッグ
バナナ

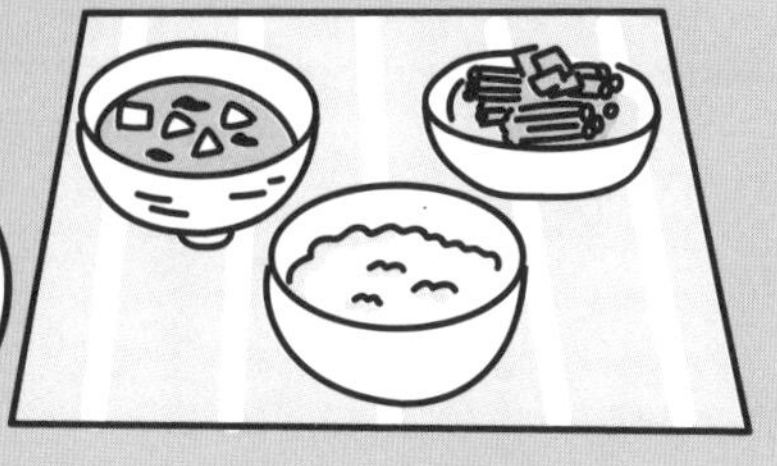

おかゆ
豆腐の味噌汁
おひたし

GOOD！

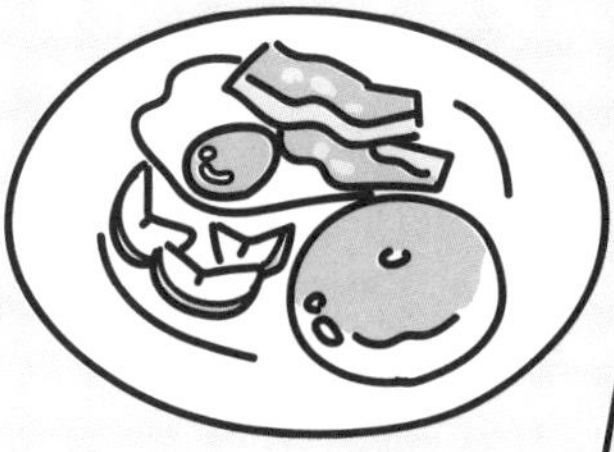

ベーグル
カリカリベーコンエッグ
りんご

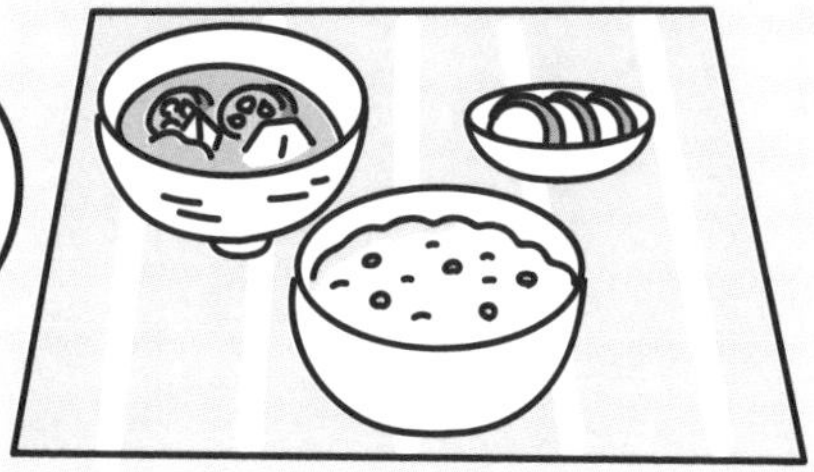

玄米ごはん
根菜の味噌汁
たくあん

41 よりよい睡眠習慣のカギは「起きる時間」！

「起きる時間を一定にすること」を習慣にする

ここまで眠りと覚醒のスイッチを紹介しましたが、質のよい睡眠を手に入れるためには、体内時計が正常に機能していて、日中のメリハリが保たれていることが前提です。

通常、私たちの体は朝がくるとともに覚醒し、日中は活動状態を維持し、夜がくると眠くなり、睡眠状態へと移行します。本来のリズムどおり、規則正しい生活を送ることができれば、心身の健康は保たれます。

しかし実際は、さまざまな事情で生活サイクルが乱れ、それにともなって体内時計もずれることが頻繁《ひんぱん》に起こります。

安定した体内時計のリズムを保つためのポイントは、「寝る時間と起きる時間をなるべく一定にすること」です。体内時計はもともと後ろにずれやすく、前に戻すのは大変です。休みだからといつもより遅い時間に寝て、遅く起きると、週末のたった2日間であっても、休み明けの朝には起きづらくなってしまっています。

休日はたっぷり寝たいと感じるときは、睡眠負債がたまっている証拠です。平日の睡眠時間を増やすことを心がけてください。

そのほか、体内時計を整えるために役立つ方法を次のページにまとめました。ふだんから意識して習慣づけておくと、ちょっとしたずれなら問題なく調整できるようになるでしょう。

習慣づけで体内時計を整えよう

体内時計を整えるためには、規則正しい生活を送ることが何よりも大切。
そのために習慣づけてほしいことは、この5つ！

時間

習慣❶起きる時間をなるべく一定にしよう！

体内時計を前に戻すのは大変なので、毎朝できるだけ同じ時間に起きる。
休日など特定の日にたくさん眠るのは、睡眠負債の根本解決にはならない。
毎日の睡眠時間を増やすように心がける。

習慣❷朝起きたら、光を浴びよう！

光には、体内時計をリセットする効果がある。
起きたらカーテンを開けて、太陽の光を全身で浴びる。
逆に眠る前は、強い光を浴びすぎないようにしよう。
（➡90ページ）

習慣❸朝食をきちんととろう！

朝食を食べると、体内時計がリセットされる。
食べものをよく噛むことで、覚醒度はさらにアップする。
（➡96ページ）

習慣❹日中はしっかり活動しよう！

日中、しっかり活動することで体内時計が正しく機能する。
適度な運動で疲労感を味わうことも、夜眠りやすくするためのポイント。
（➡116ページ）

習慣❺体温変化を活かそう！

体温が上がると覚醒し、
下がると眠くなることを活かして生活する。
入浴などをうまく活用し、
体温変化をコントロールしよう。
（➡82ページ）

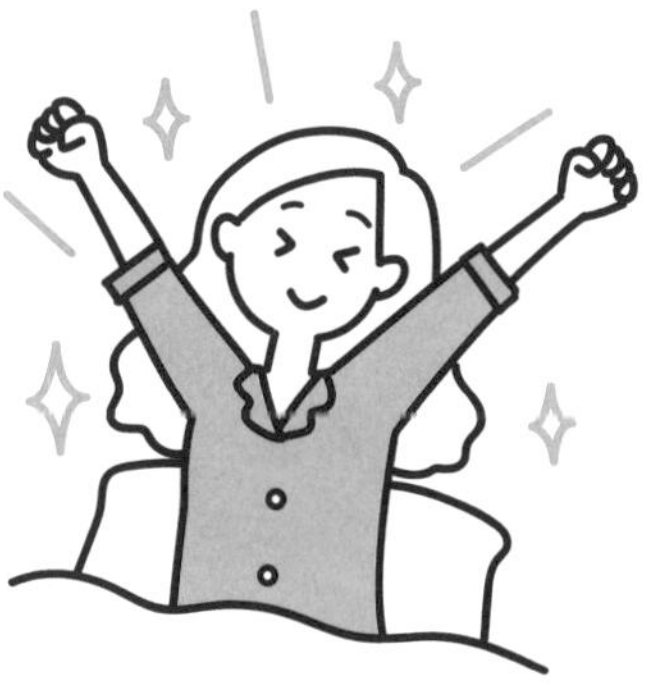

COLUMN 3

突然、眠りこんでしまう謎の「居眠り病」の正体

喜んだり笑ったりすると、全身の急激な筋力低下による脱力が起こる睡眠障害があります。140年前にフランスではじめて報告されたナルコレプシーという病気です。患者は昼間の強い眠気だけでなく、情動で誘発される脱力が奇妙なので、心因性のヒステリーなどとの関連が推測された時期もありました。

1950年代にレム睡眠が発見されると、ナルコレプシーの患者では、レム睡眠が入眠初期に出現するということがわかりました。ナルコレプシーの脱力発作は、レム睡眠時の脱力がレム睡眠のときではなく、覚醒時や入眠時に生じると理解されるようになりました。ナルコレプシーでは、入眠時幻覚、睡眠麻痺《まひ》（金縛り）も頻回《ひんかい》に起こりますが、これらもレム睡眠の解離現象による症状と理解されています。

ナルコレプシーの原因解明に役立ったのは、ドーベルマンでの家族性のイヌ・ナルコレプシーの発見と、脱力発作を示す遺伝子改変マウスの作成です。これらの動物で脳の視床下部《ししょうかぶ》に存在し、覚醒を維持しレム睡眠を抑制するオレキシン神経細胞の伝達に障害があると、過眠と脱力発作が出現することが判明したのです。これら動物での発見が契機となり、ヒトのナルコレプシーでは、自己免疫の機序《きじょ》（メカニズム）でオレキシン神経細胞が後天的に脱落していることが2000年に判明しました。140年前に記載された「謎の居眠り病」の機序が、ついに判明したのです。ナルコレプシーの根治《こんじ》療法として、オレキシン受容体作動薬やiPS細胞移植などでの、欠乏したオレキシンの補充療法が、今後期待されます。

過眠や脱力といった症状は、動物として種の存続において、一見不利のように思われます。しかし、ドーベルマンでナルコレプシーの家系が維持されていたということは、動物や昆虫で擬死《ぎし》行動（死んだふりをして捕食をまぬがれること）のように有利な面もあるのかと、たわいもない考えを巡らせました。

文・西野精治

西野精治．睡眠障害　現代の国民病を科学の力で克服する：角川新書；2020.

第4章

スタンフォードに学ぶ お悩み別睡眠アドバイス

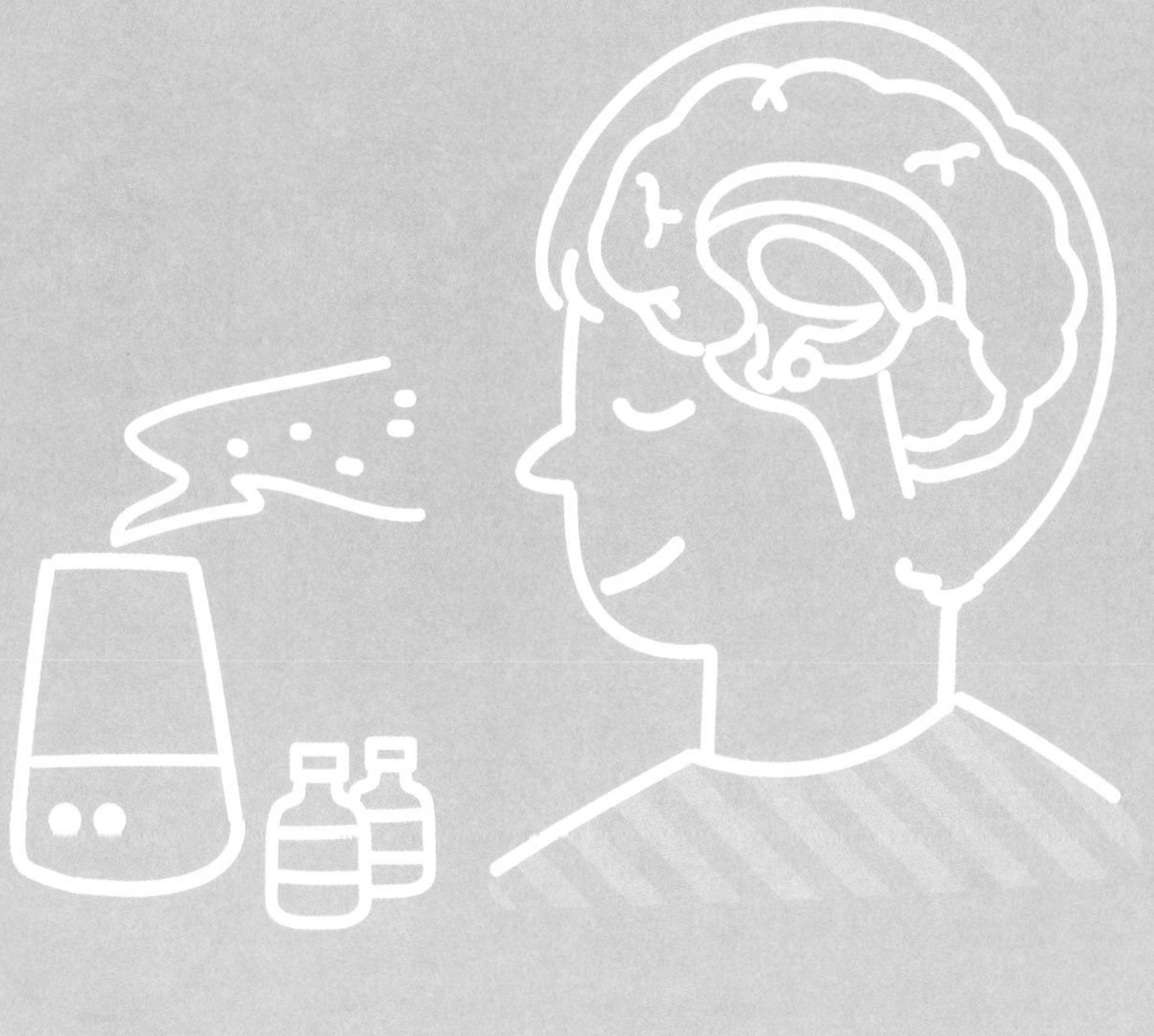

42

お悩み なかなか寝つけない

芳香浴で眠りの空間をつくる

リラックスする香りが眠りの準備を整える

芳香浴《ほうこうよく》とは、部屋を植物の香りで満たす、アロマの楽しみ方のひとつです。

古くから、植物は傷や病を癒《いや》すために利用されてきました。植物のもつ香りの力に注目し、療法として確立されたのが「アロマテラピー」です。アロマテラピーは、植物から抽出した香りの成分の精油（エッセンシャルオイル）を使って行ないます。

鼻から入った香りの情報は、感情や記憶に関係する脳の海馬《かいば》や扁桃体《へんとうたい》のほか、自律神経をつかさどる視床下部《ししょうかぶ》へと送られます。なかなか寝つけないとき、自律神経は交感神経が優位な状態にあります。**アロマの香りを使って副交感神経が優位になるよう整えることで、心身ともにリラックスして眠りやすくするのです。**

海馬は記憶にかかわる部位ですが、その香りと結びつくよい記憶が思い出されると、気持ちは自然と穏やかになります。また、好き・嫌いを判断する扁桃体に伝わり、「好きな香り」と判断されれば、心地よさを感じるようになります。

入眠のためには、心を落ちつかせる効果のある香りを選ぶことがポイントです。**たとえば、ラベンダーの香りは、高いリラックス効果があると認められています。**眠る前には、鎮静効果のある柑橘《かんきつ》系の香りとブレンドすると、入眠効果がより高まるといわれています。

香りは脳に伝わり、いろいろな効果を発揮する！

鼻から入った香りの成分は、電気信号に変換されて脳へと送られる。

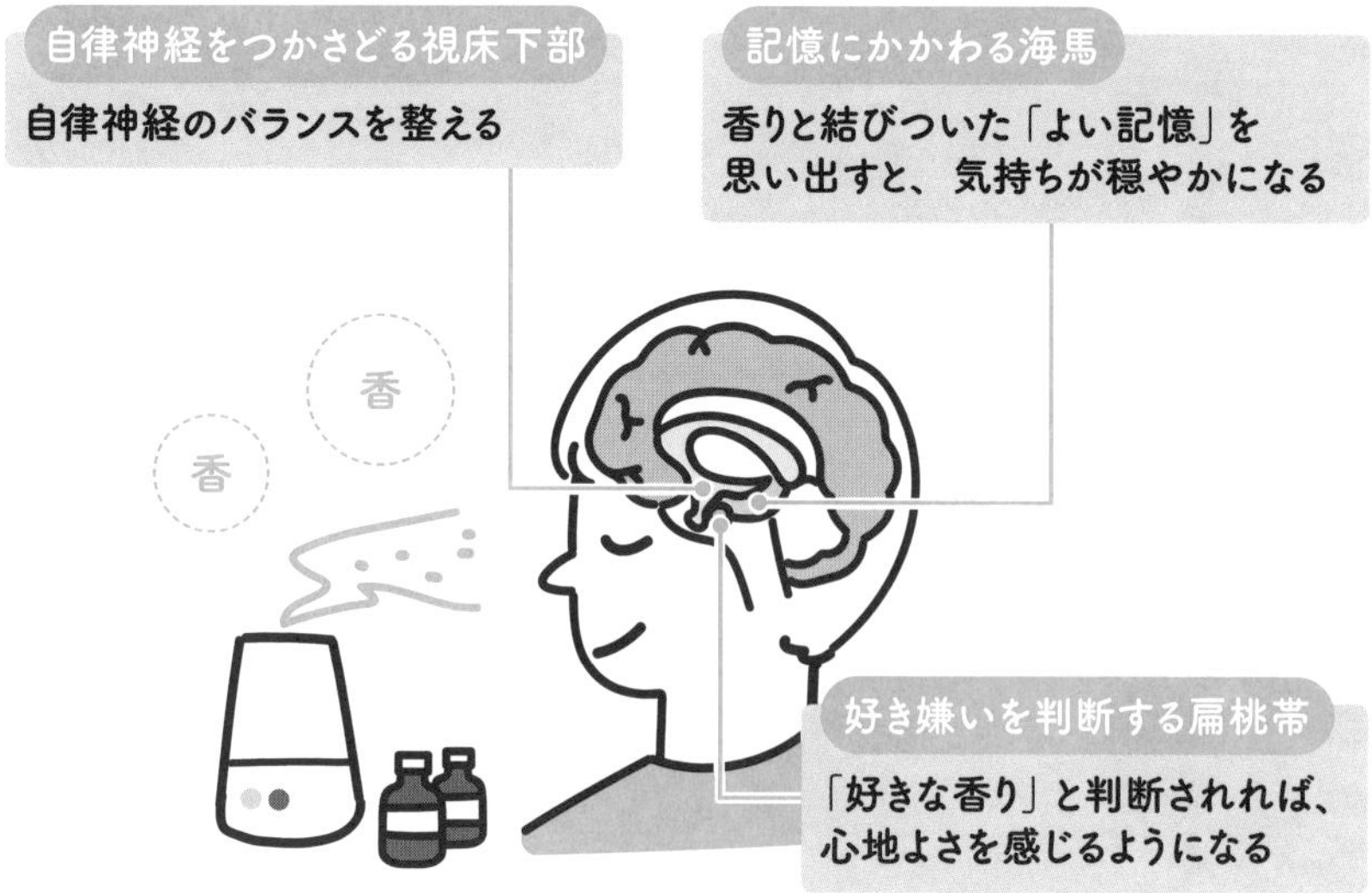
自律神経をつかさどる視床下部
自律神経のバランスを整える
記憶にかかわる海馬
香りと結びついた「よい記憶」を
思い出すと、気持ちが穏やかになる
香
香
好き嫌いを判断する扁桃帯
「好きな香り」と判断されれば、
心地よさを感じるようになる

香りで寝室を快眠空間にしよう

アロマキャンドル
アロマミスト
ピローミスト

アロマキャンドル
炎の「1/fゆらぎ」も加わり、
リラックス効果アップ。
※火を消して就寝すること。

アロマミスト
ひと吹きでアロマ空間が完成。
リラックスタイムにも有効。

ピローミスト
枕に吹きかけて使うので、
就寝中もずっと香りが届く。

快眠へみちびく香りは…

ラベンダー
フローラルでやさしい香り。
緊張を和らげ、気持ちを
落ちつかせる。

×

スイートオレンジ
柑橘系の爽やかな香り。
気持ちをリフレッシュして、
前向きに整える。

43

お悩み すぐに眠りたい

少量のお酒はスムーズな入眠の友

アルコールには脳の興奮をしずめる効果がある

体は疲れているのにすぐに眠れない、といった悩みをよく耳にします。

とあるオペラ歌手は、少しでも早く寝つけるように、寝る前にアルコール度数の高いウオッカをショットであおると聞きます。眠れない夜お酒を飲む、いわゆる寝酒の習慣のある人は多いのではないでしょうか。

少量のお酒が寝つきをよくするという多くの研究報告があります。**アルコールには、脳を興奮させる神経物質の働きを抑え、脳を落ちつかせる神経物質の働きを促す作用があるのです。**

ただし、大量のアルコールは睡眠の大敵です。入眠は早くなっても、自然で深いノンレム睡眠は現れず、レム睡眠も減少するためです。夜中に目を覚ましやすくなり、睡眠時間も短くなる傾向にあります。利尿作用から尿意で目が覚めたり、脱水が起こりやすくなったりします。

また、アルコールは舌やのどの筋肉を麻痺《まひ》させるので、気道が狭くなり、いびきや無呼吸の原因にもなります。就寝中に呼吸障害があると十分な酸素をとりこめなくなり、睡眠の質が下がります。

夜中によく目を覚ましたり、朝早くに起きてしまったりするなら、明らかに飲みすぎです。眠るためにお酒を飲むときは少量にして、眠気を感じたらすぐに寝るのがよいでしょう。

お酒を飲みすぎた夜の睡眠は浅くなる

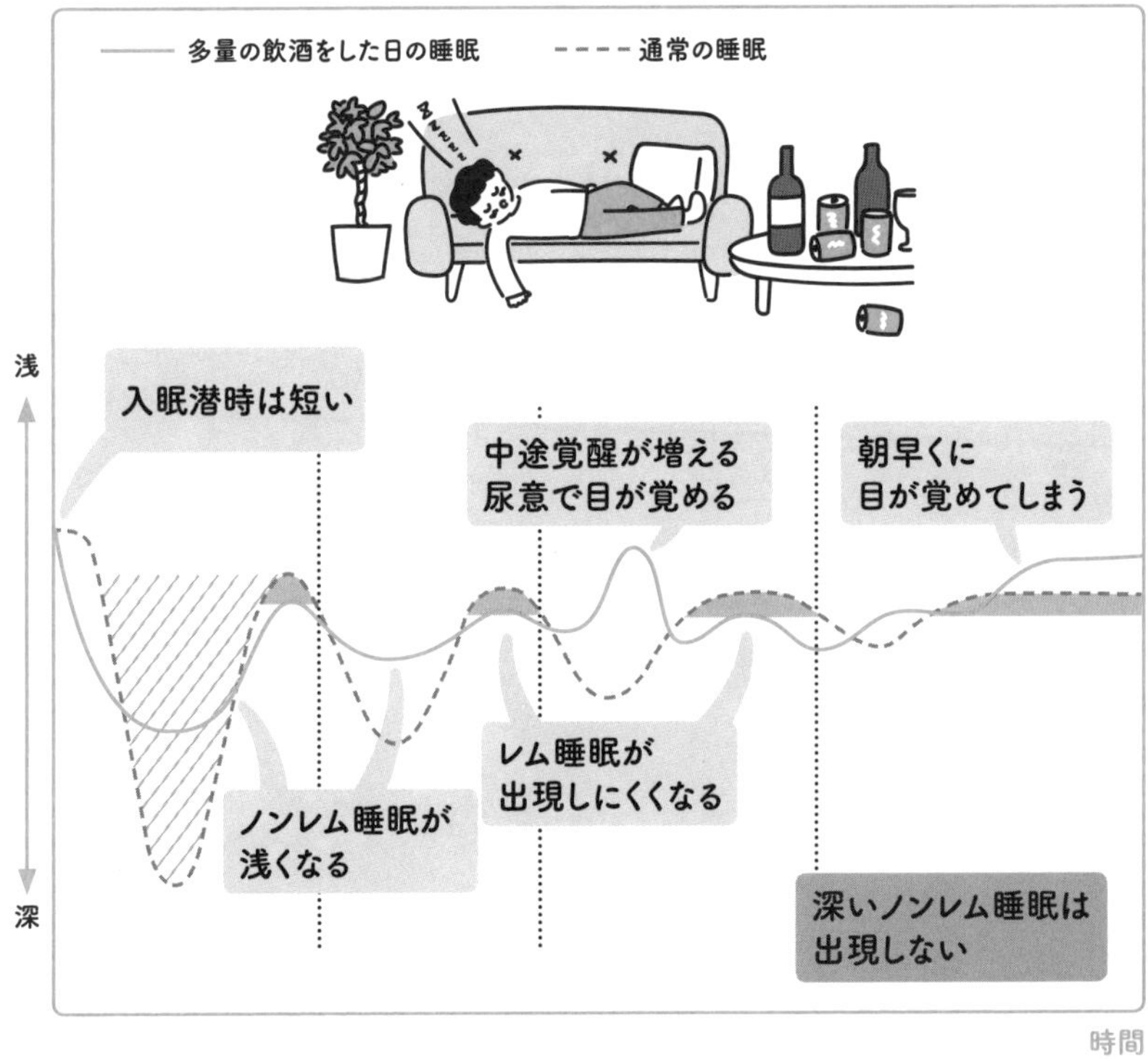

ノンレム睡眠が浅く、睡眠時間も短くなる。

↓

途中で起きてしまったり、
いつもより早く目が覚めたりする場合は飲みすぎ！

寝酒は

- 寝る直前
- アルコール度数の強いもの
- ほんの少しだけ

がポイント！

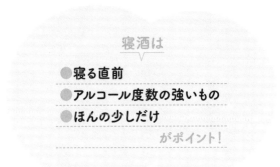

44

お悩み 真っ暗だと眠れない

暖色系の明かりは眠りのかけ橋

光の色によって睡眠への作用が異なる

深く眠っているときは、感覚が遮断《しゃだん》されて光を感じません。しかし、浅い睡眠時は光の刺激を感じとっているので、寝室を暗くしたほうがぐっすり眠れます。真っ暗だと不安で眠れなくなる人は、常夜灯の光の色を工夫しましょう。

光には目に見える可視光線と、紫外線や赤外線のように見えない光があります。可視光線は波長の短い紫（ブルーライト）から、波長の長い赤い光まで7色に分けられます。蛍光灯や太陽光は7色すべてを含む白く強い光です。日中に浴びれば覚醒を維持し、活動的にすごせます。

しかし、**夕方以降も浴びつづけると睡眠ホルモンであるメラトニン分泌が抑えられ、入眠をさまたげてしまいます。**網膜《もうまく》に存在するメラノプシンという光受容体が、470nmの波長のブルーライトに反応してメラトニン分泌を抑制すると、最近の研究で明らかになったのです。

入眠時につけておくなら、長い波長で暖色系の赤い光がいいでしょう。**暖色系の光は、体内時計やメラトニンの分泌に対する影響が小さいとわかっています。夕方以降は赤い光を灯すことで、睡眠モードへ切り替えられるのです。**

寝る1時間前に明るさをさらに落とすと、メラトニンの分泌が促され、より眠りやすくなります。就寝時は間接照明の控えめな赤系の明かりを、足もとに置いて灯すとよいでしょう。

光の色を上手に使ってぐっすり快眠、すっきり覚醒

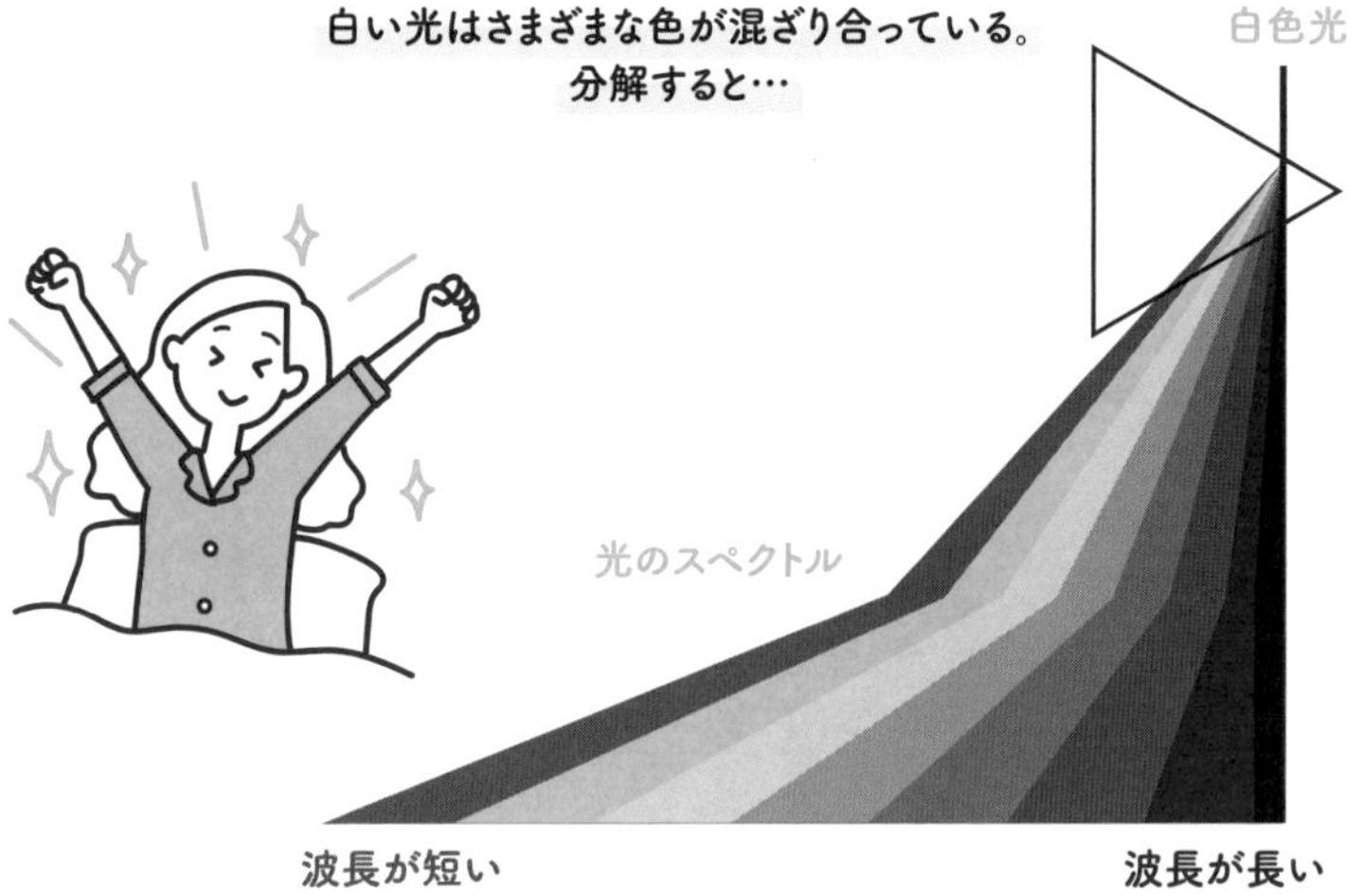
白い光はさまざまな色が混ざり合っている。
分解すると…
白色光
光のスペクトル
波長が短い
波長が長い

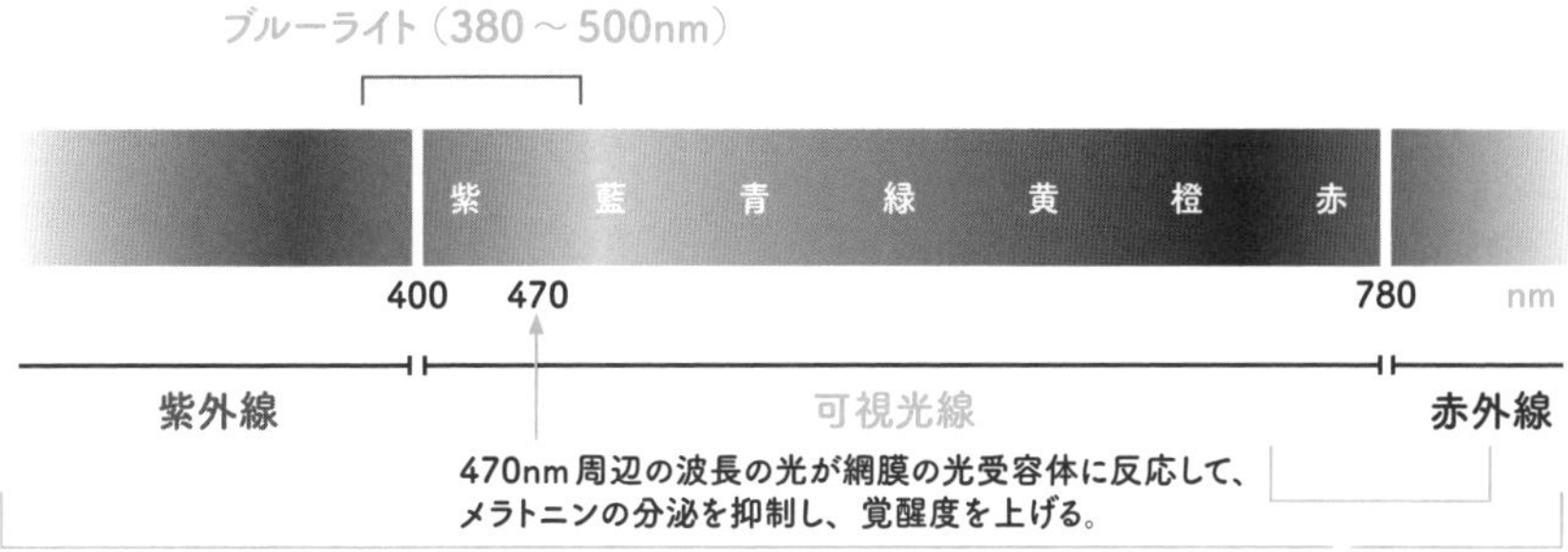

白い光

- すべての光の波長がまんべんなく含まれる透明な光。ブルーライトも、白色光に含まれる。
- 太陽光や蛍光灯など「白色光」はまぶしすぎて、夜の明かりとして不向き。
- とくに白色光に含まれるブルーライトの刺激を受けると、脳は「朝だ」と判断してしまう。

暖色系の赤みがかった光

- 夜の明かりとして向いている。
- ブルーライトの量が減ると脳が「夜だ」と判断し、メラトニンの分泌が活発になって眠くなる。
- ただし、天井照明は目に入りやすく、睡眠のさまたげとなるので要注意！
  - ☑キャンドル
  - ☑赤みがかった間接照明

  を足もとに置くのがおすすめ。

45

お悩み 眠っても疲れがとれない

通気性のよい寝具が快眠への近道

敷布団に最適なのは「高反発の新素材マットレス」

眠っても疲れがとれないのは、寝具が体に合っていないのかもしれません。

寝具で重要なのは敷布団です。就寝中の体を支え、寝床の温度や湿度を快適に保ってくれる存在です。

最近は、低反発や高反発のマットレスが注目されていますが、それぞれに特徴があります。

監修者が新素材の高反発マットレスについて、エアウィーヴ社に依頼されて調べたところ、**通気性のよい高反発マットレスでは、入眠直後から深部体温がスムーズに下がり、その状態が4時間持続したのです**（↓左図）。眠りはじめに深いノンレム睡眠が多く出現していることもわかりました。

一方、低反発のウレタンマットレスでは、深部体温の低下は1時間もつづかず、睡眠中にいったん上がっています。体とマットが密着し、熱が逃げにくいためと考えられます。

この結果から、体に密着しすぎず通気性のよい高反発マットレスのほうが、スムーズな熱放散により、深部体温が下がりやすいので、質のよい睡眠をもたらすと立証されました。

通気性の重要さは敷布団だけでなく、ほかの寝具にもあてはまります。脳の温度は深部体温と同じく睡眠中に下がるので、とくに枕は通気性を意識して選びましょう（↓110ページ）。

マットレスの硬さで通気性が変わる！

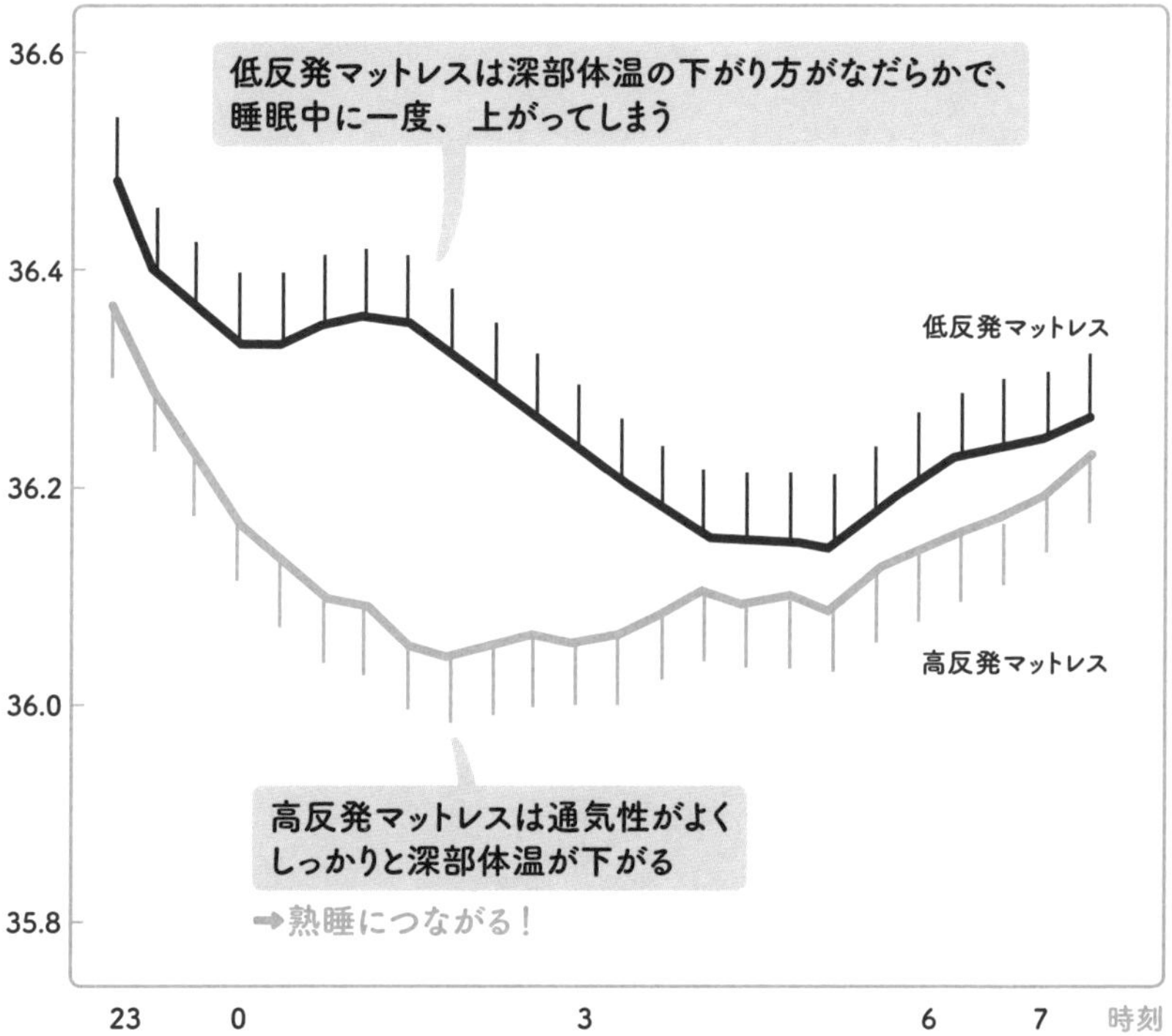
36.6
36.4
36.2
36.0
35.8
深部体温（℃）
低反発マットレスは深部体温の下がり方がなだらかで、
睡眠中に一度、上がってしまう
低反発マットレス
高反発マットレス
高反発マットレスは通気性がよく
しっかりと深部体温が下がる
➡熟睡につながる！
23
0
3
6
7
時刻

『スタンフォード大学教授が教える 熟睡の習慣』（PHP新書）より改変

高反発マットレスのほうが、通気性がよく熟睡しやすい！

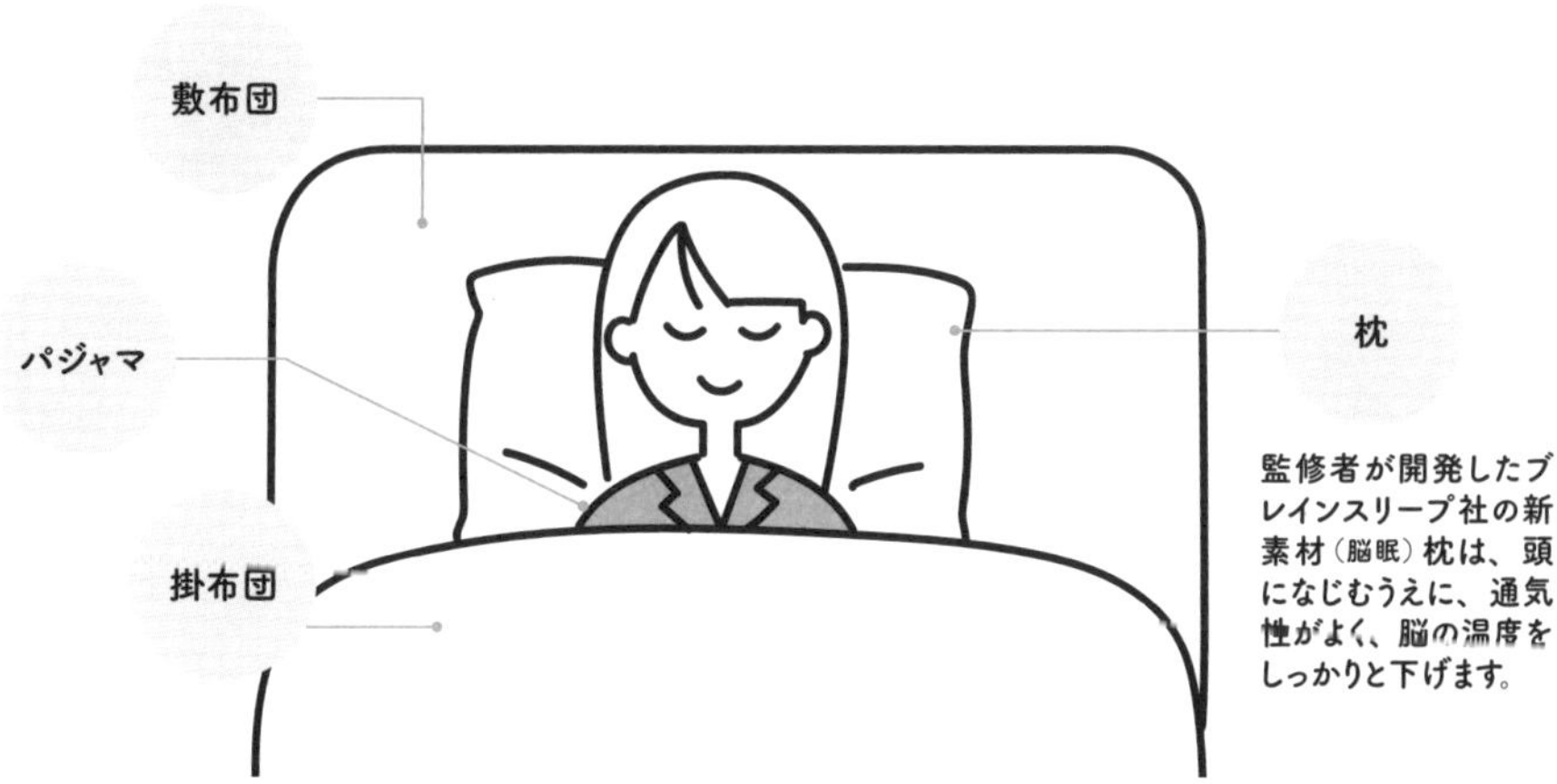
敷布団
パジャマ
掛布団
枕

監修者が開発したブレインスリープ社の新素材（脳眠）枕は、頭になじむうえに、通気性がよく、脳の温度をしっかりと下げます。

敷布団だけでなく、枕や掛布団も通気性を意識して選ぼう。

46

お悩み もっと脳を休ませたい

熱のこもらない枕が大正解

通気性のよい枕で
効率よく頭を冷やす

睡眠には、日中の活動で興奮状態がつづく脳を休ませる働きがあります。脳の温度は脳が活動的なときに上昇していますが、深部体温と同様、就寝中に下がります。

快適な入眠を促すには、「頭寒足熱《ずかんそくねつ》」どおり頭を冷やしましょう。脳の温度を下げることは、深部体温を下げることでもあります。脳の温度も下がるので、深部体温だけを低下させる場合より、しっかりと休息がとれます。

また、体を疲れさせない、余計な力の入らない寝姿勢を知ることも大切です。二足歩行の人間の頭は重く、活動時には首から下へ垂直に重さがかかっています。就寝時には、体に負担をかけないために枕で頭を支える必要があります。

枕を選ぶときは、頭を乗せたときのフィット感やしずみ具合、寝返りの打ちやすさなどを確認しましょう。

枕が首や頭の形に正しく合っていないと、体の痛みを引き起こすだけでなく、眠りが浅くなります。睡眠中は多い人で20～30回も寝返りを打つので、楽に寝返りができるよう、枕の左右が少し高いものがおすすめです。

ただし、首や頭と枕の形がぴったり合うほど熱がこもるので、通気性も重要です。高密度のウレタンは熱をためこみやすく、フェザーや綿は温度にムラが出るので好ましくありません。

脳を冷やす「最高の枕」選び 3つのポイント

☑ 頭を冷やす素材

- メッシュ素材
- そば殻
- パイプストロー など

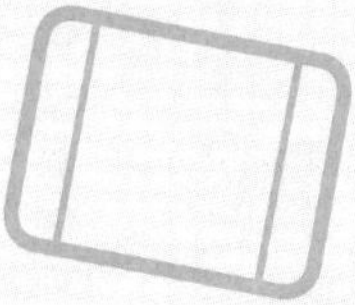

↓

通気性のよい素材がおすすめ！

☑ 頭と首へのフィット感

- 寝返りの打ちやすい、硬めで左右が少し高い形
- 就寝中の姿勢や、寝返りに対応できるサイズ
- 気道を狭めない、自分の頭と首の高さに合ったもの

↓

使うごとに自分の頭や首の形に変形する素材の枕もある！
枕選びで悩むなら、オーダーメイドも選択肢のひとつ。

☑ 清潔に保つ

- 手洗いや天日干しできる製品
- 除菌スプレーを使う

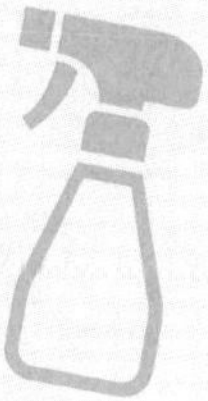

↓

ダニやカビ、臭いは快眠の大敵！

47

お悩み 二度寝してしまう

2段階アラームで爽やかな朝に！

20分間隔のアラームで起床のウインドウ（余白）をつくる

「1回の目覚ましでは起きることができない」「二度寝してしまう」「寝起きが悪い」——そんな起床の悩みを抱えている人は少なくありません。

すっきり目覚めるには、レム睡眠のときか、その前後で起きるのがベストです。**そのベストタイミングを外さないために、目覚まし時計のアラームを2度に分けてセットするとよいでしょう。**

1回目は、「ごく微音で、短い」アラームをセットします。レム睡眠のときは覚醒しやすいので、この微音アラームで起きられたなら、レム睡眠のタイミングに合っていたこととなります。そのまま気持ちよく目覚められるでしょう。

2回目は、1回目で起きられなかったときのためにセットしておくアラームです。1回目から20分あけて、「ふつうの音」でセットします。

1回目は深いノンレム睡眠だったから目覚めなかったとすると、**20分後には、レム睡眠もしくは浅いノンレム睡眠になっている確率が高いので、2回目のアラームで起きればよいのです。**

この1回目と2回目のあいだの20分を、「起床のウインドウ（余白）」といいます。朝方はレム睡眠の出現が多く、長くなっています。

「起床のウインドウ」を利用した2段階アラームを活用すれば、目覚めのよいタイミングで、すっきり起きることができるでしょう。

すっきり目覚める2段階アラームのかけ方

たとえば、午前7時に起きたいとき…

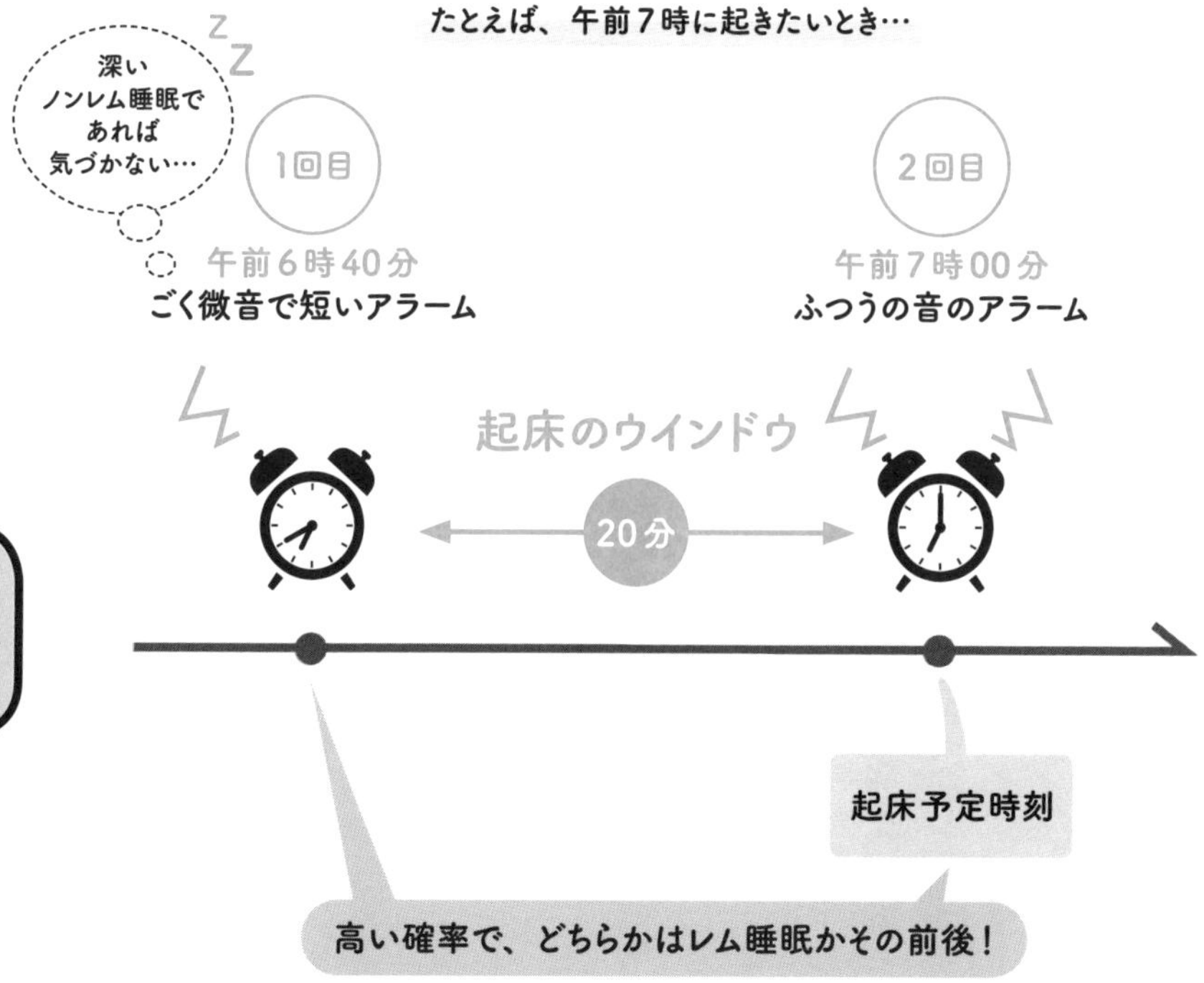

朝5～7時のあいだは、レム睡眠が多くなる時間帯。
この時間帯に2段階アラームをセットすれば、
すっきり目覚められる確率は高くなる！

注意！

間隔が短い「スヌーズ機能」の使用は避けよう。
ノンレム睡眠で1回目のアラームで起きられなかった場合、
短い間隔でくり返し鳴るスヌーズ機能を使うと、
ノンレム睡眠中に何度も起こされることになってしまう。
当然、寝起きは悪くなってしまう。

48

お悩み　日中すっきりすごしたい

1杯のコーヒーで覚醒をワンランクアップ！

眠気を促すアデノシンの働きをカフェインが妨害する

コーヒーなどに含まれるカフェインには、アデノシンという脳内物質の働きを妨害する作用があります。アデノシンは睡眠物質のひとつと考えられていて、覚醒作用のあるヒスタミン神経などを抑制し、睡眠を促すものです。

カフェインがアデノシンの働きを妨害することで、ヒスタミンが放出されやすくなり、脳を覚醒させるのです。また、カフェインは代謝を上げたり、血行を促進したりするともいわれます。

朝のコーヒータイムは、目覚めに効果的です。家族と話しながら飲むと、会話による刺激もくわわり、相乗効果が期待できます。

自宅でゆっくりコーヒーを味わう時間をとれない場合、自動販売機で購入するのではなく、カフェでテイクアウトするのがおすすめです。注文時のちょっとした会話による刺激が、覚醒度をより向上させてくれるでしょう。

一方、眠る前にカフェインをとるのは要注意です。**実際、就寝1時間前と3時間前に、カフェイン入りコーヒーを1杯ずつ飲むと、寝つくまでの時間が10分ほど長くなり、睡眠時間は30分ほど短くなるという報告があります。**

血中のカフェイン濃度が半分になるまで、4時間ほどかかるともいわれます。眠る前にコーヒーを飲みたくなったときは、デカフェ（カフェイン抜き）のものを選んだほうがよさそうです。

おすすめのコーヒーブレイクタイミング

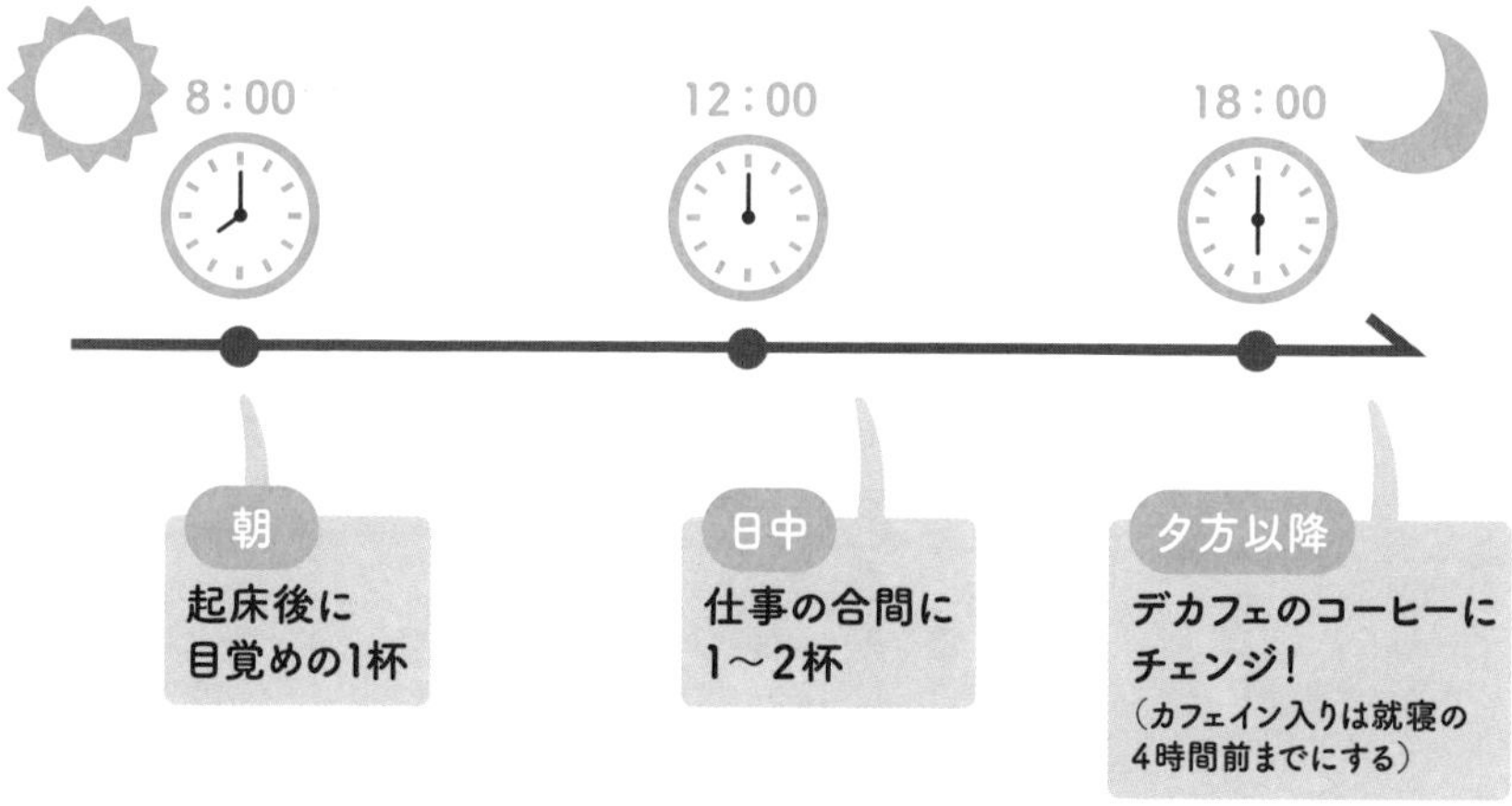

誰かとおしゃべりをしながらコーヒーを飲むと、
会話による刺激がプラスされて、さらに覚醒状態を向上できる。

カフェイン摂取量に要注意！

カフェイン摂取量の目安

成人は1日約400mgまで

なら安全

※欧州食品安全機関（EFSA）による見解（2015年）

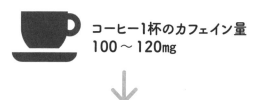

コーヒー1杯のカフェイン量
100～120mg

↓

1日3～4杯程度が適量といえる！

カフェインはコーヒー以外にも、紅茶や緑茶、抹茶、栄養ドリンク剤、
カカオ豆が原料のチョコレートやココアなどにも含まれている。
とりすぎには注意！

49

お悩み　眠りが浅くて寝足りない

運動習慣は快眠生活への第一歩

運動を習慣づけることで睡眠の質が改善する

運動をした日は、心地よい疲労感から深く眠れます。**運動で睡眠を改善するカギは体温変動や、免疫細胞から分泌されるたんぱく質であるサイトカインの産生にあると考えられています。**

適度な運動を行なうと、入浴の効果（↓82ページ）と同様に、深部体温が大きく上がってから下がる作用が働き、皮膚温度との差が縮まって眠くなります。

たとえば、夕方ごろに体を動かすと、ベッドに入る時間には、いったん上がった深部体温が大きく下がり、眠りやすくなります。快眠のためには、運動を習慣として行なうとよいのです。

海外の研究で、定期的に運動をつづけると寝つきがよくなったとの報告があります。それだけでなく、**最初の深いノンレム睡眠が増え、途中で目を覚ますことが減り、全体の睡眠時間が長くなり、睡眠の質が改善されたのです**（↓左図）。

なお、筋肉痛になるほどの運動は寝つきが悪くなることもあります。会話を楽しみながらできる程度のジョギングやウォーキングなど、負荷の軽い有酸素運動が適当でしょう。

週に2～3回以上の運動を行なう習慣をつけると、睡眠のリズムもだんだん整います。よりよい快眠生活を送りたい人は、就寝3時間前までにジョギングなどで適度に汗を流すなどの運動習慣を心がけるとよいでしょう。

運動習慣によって睡眠を改善する!

1日だけ運動した人と、習慣的に運動している人とを比べると…

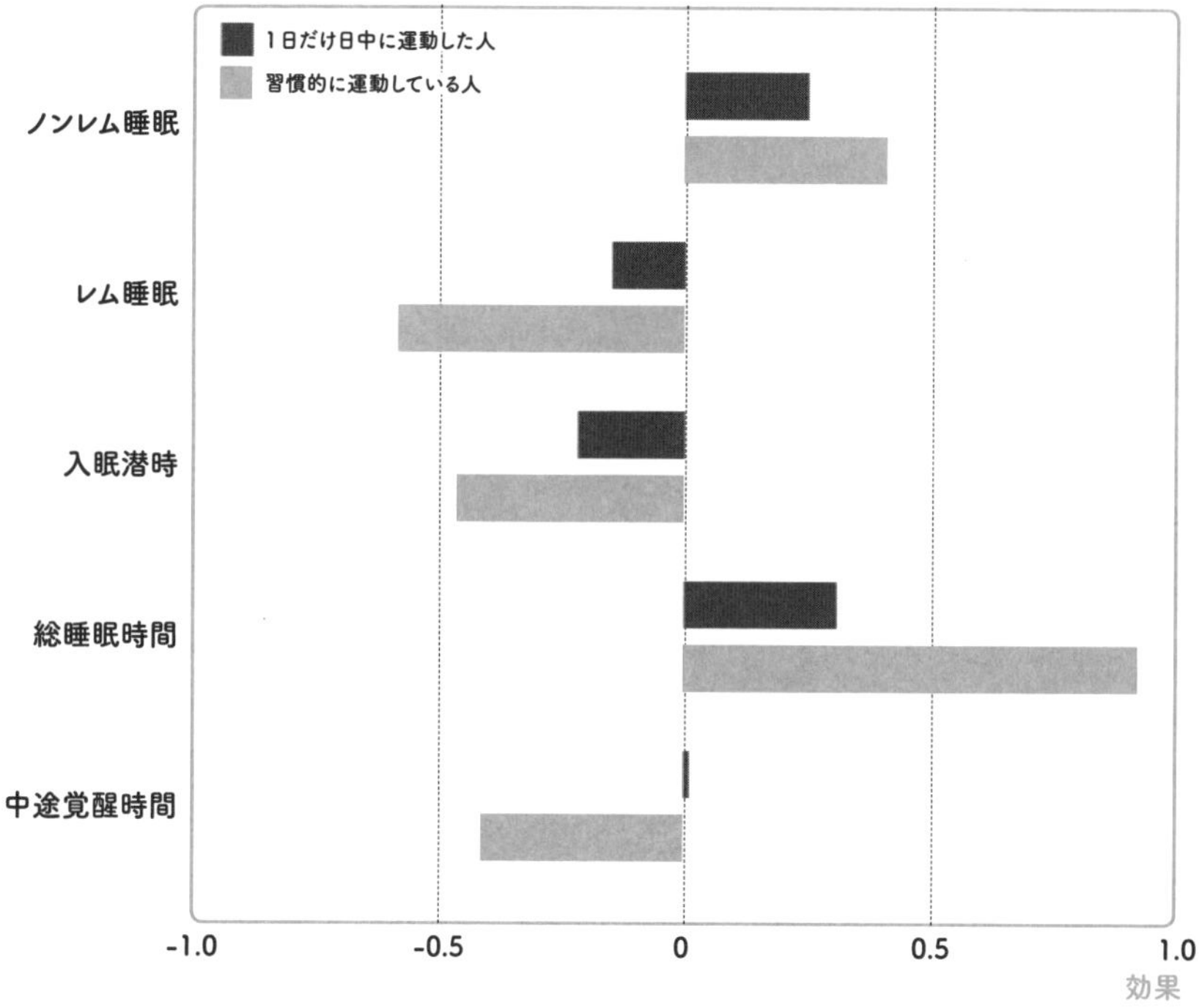

米国・カンサス州立大学のKubizらによる研究(1996年)

習慣的に運動をすることで、

・ノンレム睡眠が増える
・寝つきがよくなる
・途中で目を覚ますことが減る
・全体の睡眠時間が長くなる

など、よい効果がたくさんもたらされる!

快眠のための運動のポイント

- 週2～3回、就寝3時間前までに運動をする。
- ジョギングやウォーキングなどの負荷の軽い有酸素運動を行なう。
- 会話や景色を楽しみながら行なう。

50

お悩み ふだんの食事から睡眠を改善したい

冷やしたトマトで入眠モードに！

体を冷やす食べもので深部体温を下げる

食べてすぐ寝るのはよくないといわれます。食後2～3時間はあけないと、就寝中、胃腸が活発に動き、眠りの質が下がってしまうからです。

ただし、胃が空のまま眠るのもすすめられません。夕食を抜くと、体は飢えた状態となります。

すると、飢餓ストレスを感じて、脳内でオレキシンという覚醒物質が分泌されます。オレキシンが増えると交感神経が活発になるうえ、**オレキシン自体が覚醒作用や食欲増進作用を引き起こし、睡眠もさまたげられてしまうのです。**

オレキシンの食欲増強効果については、昔、スタンフォード大学で学生を被験者として行なった断眠実験中、興味深い行動がみられました。実験の最中、学生たちは空腹を訴え、夜のスーパーへ食料を買いに出たのです。夜遅くまで起きていたことで、オレキシンの分泌が増え、食欲を増進させたからかもしれません。

寝る直前の食事も、夕食を抜くのも、睡眠にとってよくありません。**どうしても早めに夕食をとれないときは、消化吸収に時間のかかるたんぱく質や脂質を避けて、軽めに済ませるといいでしょう。おすすめの食材は、深部体温を下げてくれる冷やしたトマトやキュウリなどの夏野菜です。**

ただし、お腹が冷えすぎないように、夕食の時間帯によって量やメニューを調整しましょう。

夕食は体を冷やすものをセレクト！

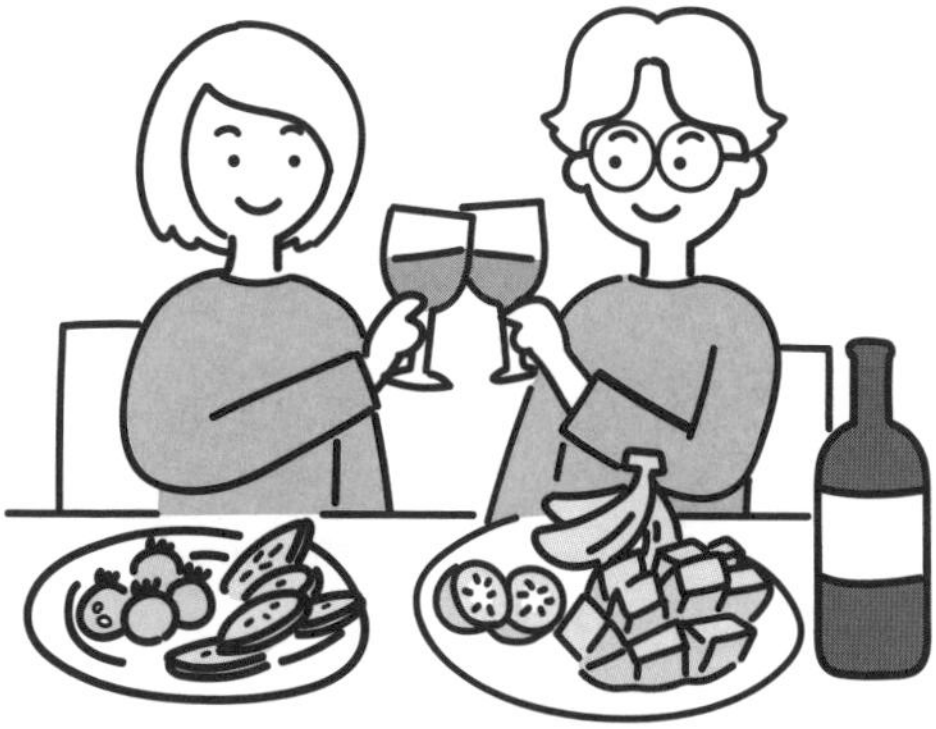

体を冷やす食材

水分のある野菜や果物などが多く、余分な熱をとるのに役立つ。

夏野菜	トマト、キュウリ、ナス、ピーマン、オクラ　など	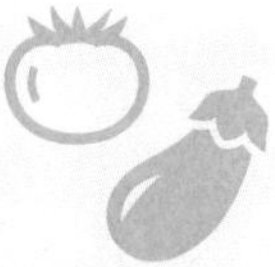
南国のフルーツ	バナナ、キウイ、マンゴー、ミカン、パイナップル　など	
飲みもの	麦茶、白ワイン、牛乳　など	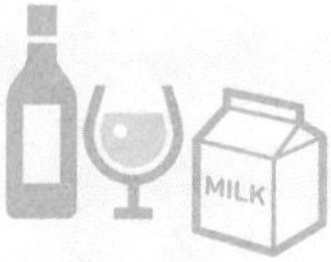

ソバやコンニャクも、体を冷やすおすすめの食材！
冷たい飲料水や料理をとって、体を冷やすのも効果的。

NG！ 就寝まで十分な時間がとれないときは、
消化に時間のかかるたんぱく質や脂質は避けよう。

51

お悩み 昼間の眠気に勝ちたい

パワーナップ（仮眠）は眠い午後の救世主

午後の早い時間に20分程度の仮眠をとる

昼食をとってもとらなくても、14時ごろは眠くなる時間帯（アフタヌーンディップ）なので、眠気に逆らうよりも、そのまま眠ってしまったほうがよいともいわれます。

スペインのシエスタのように、昼寝の習慣が浸透している地域もあります。

生産性を上げることを目的とした短時間の仮眠は「パワーナップ」と呼ばれ、世界的な企業が積極的にとり入れています。

ある実験で、数日間連続して起きていても、12時間ごとに2時間の仮眠をとると、仮眠後のパフォーマンスが向上すると立証されています。ふだんの生活での2時間の仮眠は非現実的ですが、**1日20分程度の仮眠でも、ある程度の効果が得られることがわかっています。**

ただし、30分以上寝るのは避けましょう。眠りが深くなって睡眠慣性が出やすくなり、起きてからの集中力も低下してしまいます。また、子どもに顕著《けんちょ》ですが、夕方以降に眠ると、夜に睡眠圧が上がらなくなり、夜遅くまで眠れなくなってしまう可能性もあります。それでも睡眠不足の大人は、できるだけ仮眠を心がけてください。

厚生労働省の「健康づくりのための睡眠指針2014」にも、「午後早い時刻に30分以内の短い昼寝をすること」が望ましいとあります。仮眠は20分程度がよいといえるでしょう。

仮眠の効果はどれくらい？

13人の被験者に（最長90時間近く）連続して起きてもらい、
タブレットの画面に出現する図形への反応を計測した！

「画面に丸い図形が出たらボタンを押す」
このときのリアクションタイムやミスの数を測ってデータをとった。

同じ被験者の ① 仮眠なし ② 12時間ごとに2時間の仮眠をとる の場合…

① 仮眠なし

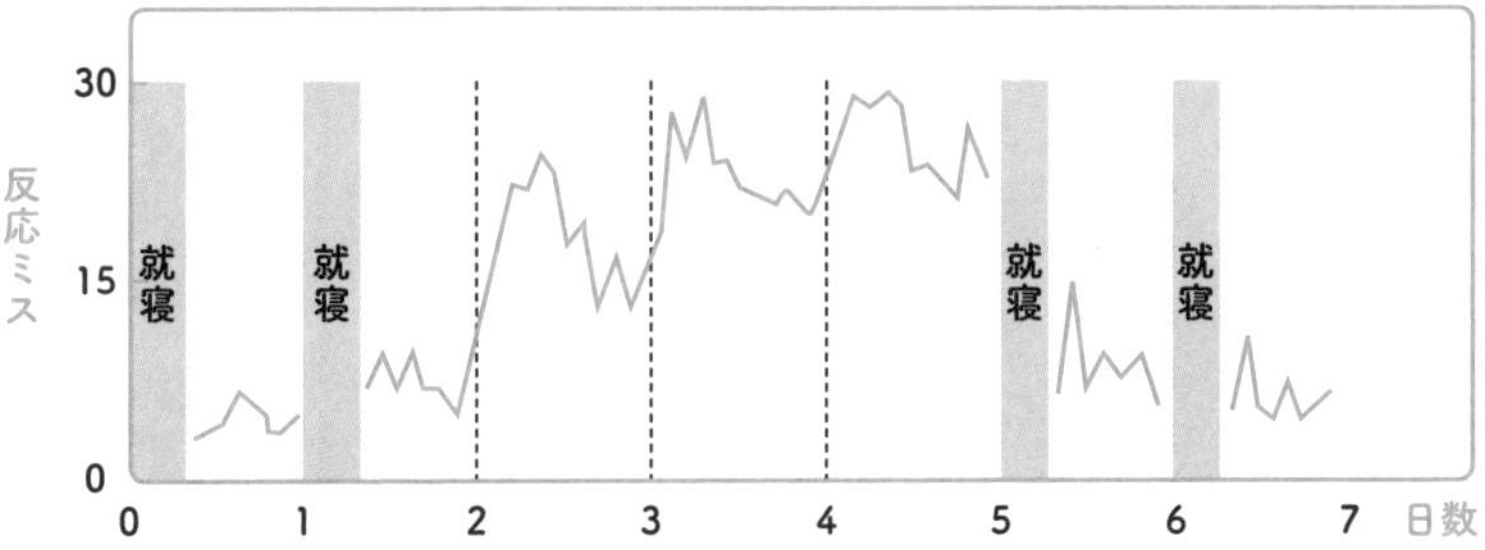

**反応は遅くなり、1日のなかで変動はみられても、
ミスの回数がどんどん増えていく！**

② 12時間ごとに2時間の仮眠をとる

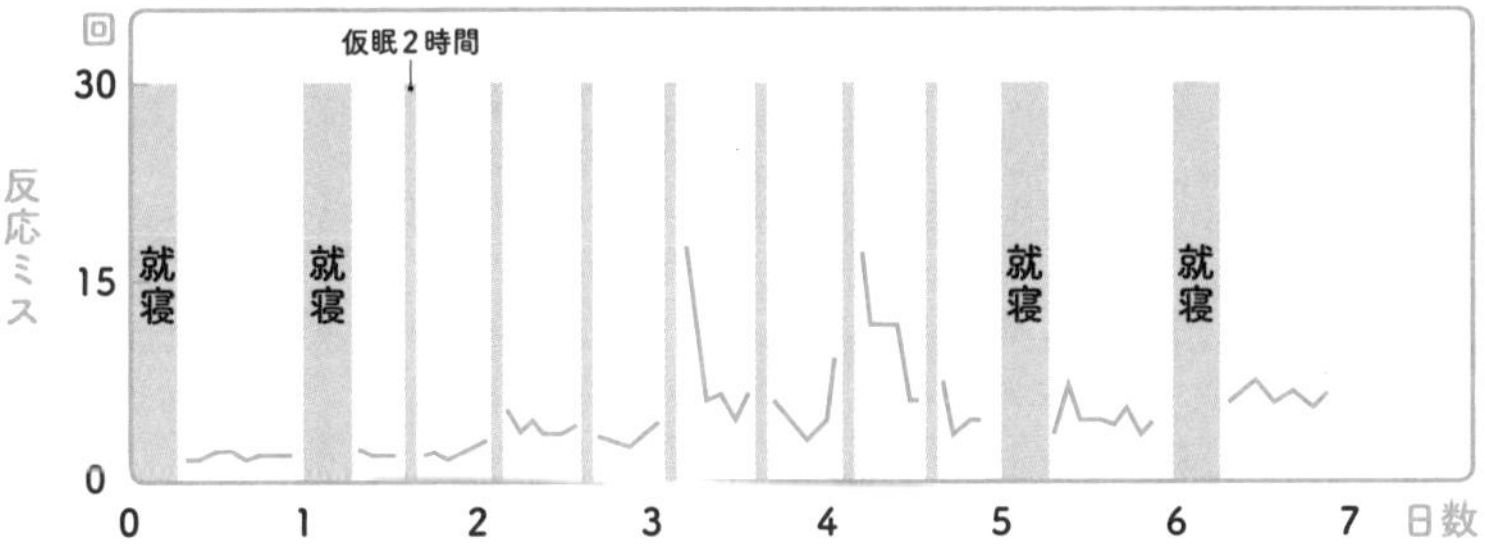

『スタンフォード式 最高の睡眠』（サンマーク出版）より改変

仮眠明け直後の反応はにぶいが、徐々に反応は戻り、ミスも減る！

52

お悩み　まとまった睡眠時間がとれない

分割睡眠が忙しい現代人を救う!?

分けて睡眠をとってもよいと気楽に考える

不眠気味の人や高齢者など、夜中に目が覚めてしまい、連続して長い時間眠れないことがあります。たとえば、2時間眠って目が覚めて、そのあと4時間眠った場合、6時間睡眠と考えていいのでしょうか。

細切れの睡眠は、分割睡眠ともいいます。まとまった睡眠と比べたら、質のよい眠りとはいえません。ただし、うまく活用できれば、分割睡眠もきちんと疲労回復の助けになります。

分割して眠っても、深いノンレム睡眠があれば睡眠の重要な機能は果たされるので、リフレッシュでき、元気にすごせるからです。

交代勤務などで毎日同じ時間帯に眠ることができないような人たちにとっても、分割睡眠は自分の生活サイクルに合わせて調節できるので、とり入れやすいかもしれません。たとえば、黒柳徹子さんは分割睡眠を実践する著名人としても知られています。

かつては人もほかの哺乳動物と同じように、1日に何回も眠る「多相性睡眠」が基本でした。**農耕生活を行ない、居住地で「昼に活動して夜に眠る」生活が定着したことで、夜間6～8時間連続して睡眠をとるようになったのです。**ですから、連続して眠れないことを気にしすぎる必要はありません。分割睡眠でも、深い睡眠をとれていればよいのです。

分割睡眠にはさまざまな方法がある

睡眠　覚醒

多相性協会の提示による分類。

シエスタ・スリープ

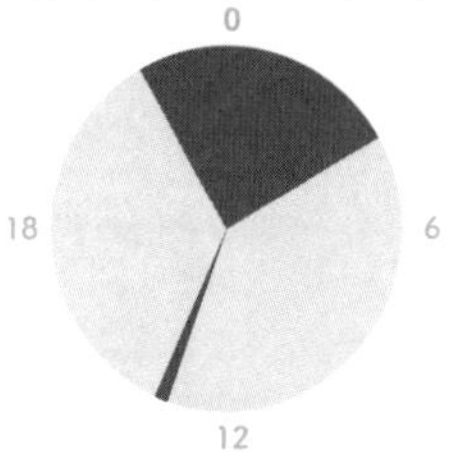

昼食後20分ほどの仮眠をする分割睡眠。
スペインでは地方へ行くと、
今も一般的に行なわれている。

エブリマン・スリープ

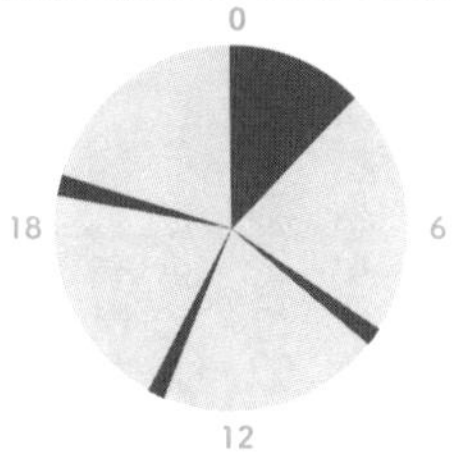

夜3時間半眠り、日中3回の20分の仮眠で
こまめに眠気をとりのぞく方法。
総睡眠時間は4.5時間。

ウーバーマン・スリープ

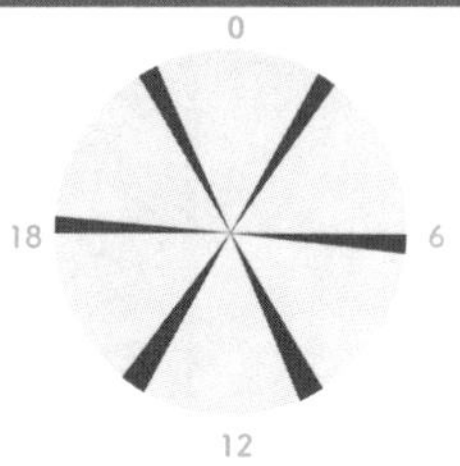

1日6回の20分間の仮眠ですごす分割睡眠。
ウーバーマン（超人）のような睡眠スタイル。

ダイマキシオン・スリープ

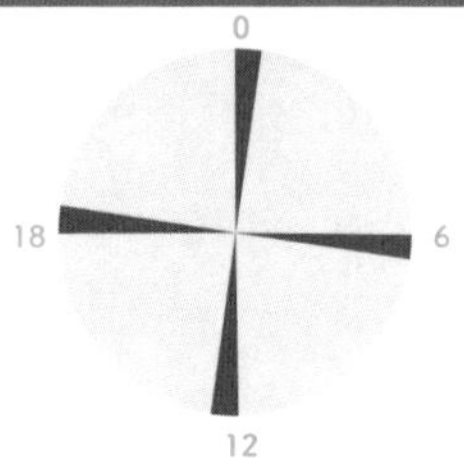

1日4回の30分間の仮眠をとる分割睡眠。
アメリカの発明家
バックミンスター・フラーが考案。

必要があれば分割睡眠をとり入れてみよう

睡眠
勤務時間

たとえば、夜22時から朝6時までの夜間勤務の人なら…

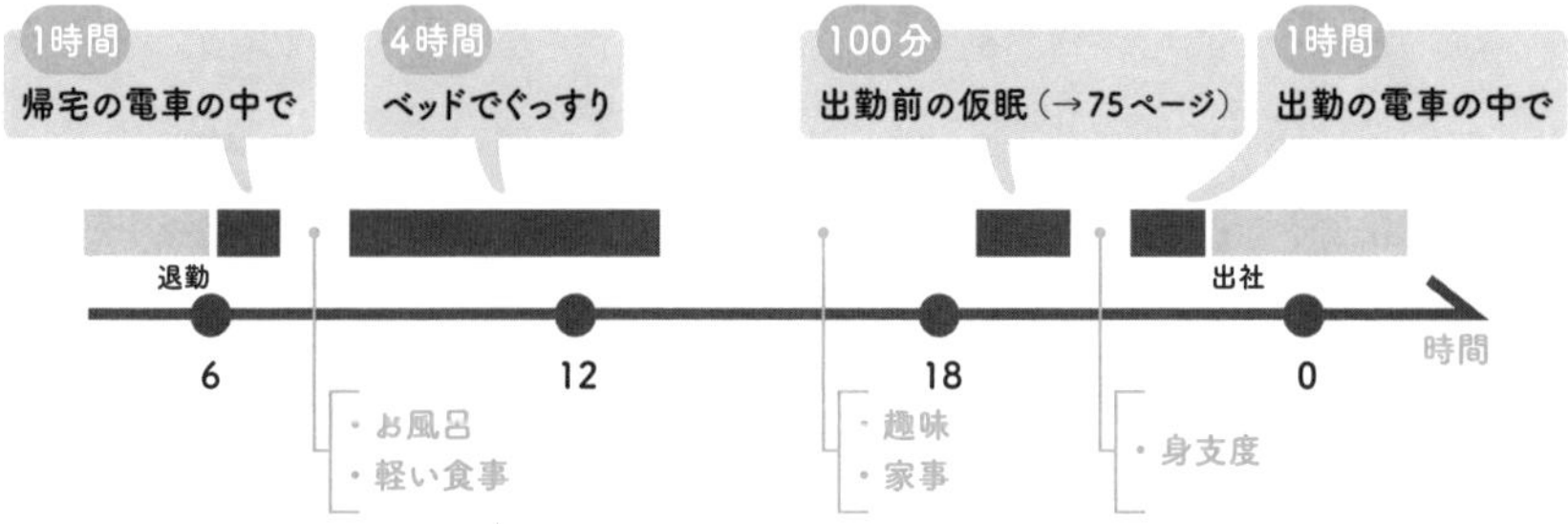

**自分に合った分割睡眠をみつけて、すっきりした覚醒時間を増やそう！
ただし、すべての人にはすすめられないので実践には注意が必要。**

53

お悩み 不安で眠れない

認知行動療法は最新の睡眠改善法

快眠を遠ざけている「認知」と「行動」を改善する

不眠には、心理的な要因も大きく影響します。「眠れない」と気にしはじめると、ますます眠れなくなるのです。それでも、できれば睡眠薬には頼りたくないという人は、**認知行動療法**を試してみるといいでしょう。

認知行動療法とは、誤った思考のクセ（認知）**を修正したり、悪い生活習慣**（行動）**を改善したりすることで、不安な気持ちやネガティブな感情がふくらまないようにする精神療法です。**

不眠に悩む人ほど、眠くないうちから布団に入って寝ようとするので、いつまでも「眠れない」と感じます。自分でも気づかぬうちに、快眠を遠ざけるような行動をとっているのです。

そうした人の多くはもともと繊細で、気持ちの切り替えが得意ではない傾向にあります。

そこで専門のセラピストの指導のもと、睡眠の正しい知識を学んで理解を深めたうえで（認知）、行動パターンを改善する方法を探っていきます。寝床が「眠れず苦しいところ」ではなく、「よく眠れて心地よい空間」と感じられるように、認知と行動を変えていくのです。

認知行動療法には薬のような即効性はありませんが、副作用や依存性の心配がないので安心して治療にのぞめます。しかし、日本ではまだ専門のセラピストが少なく、保険適用外でもあり、あまり普及していないのが現状です。

眠くないときは、ベッドからはなれる

不眠に悩んでいる人は、「寝られない」「眠らなくては！」という不安にとらわれがち。

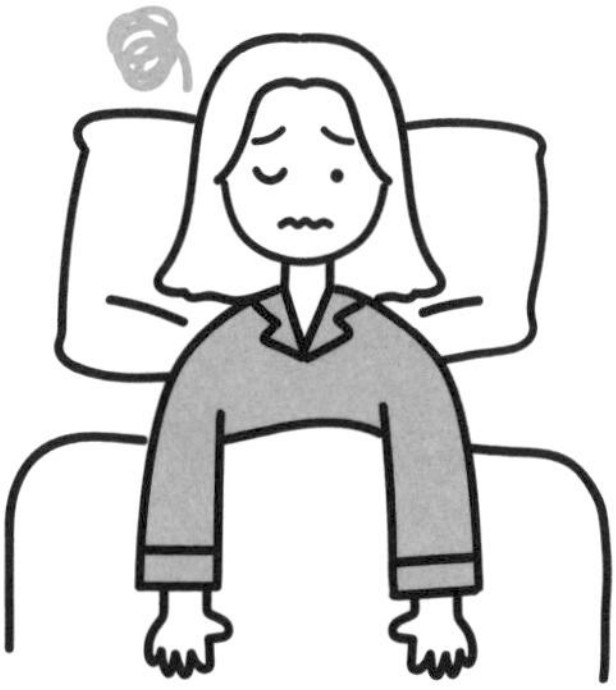

眠れないまま長い時間を
寝床ですごしていることが多い。

↓

無意識のうちに、
寝床が「眠れなくて苦しいところ」と
思いこんでしまい、
寝床に入るだけで不安で
落ちつかなくなってしまう。

↓

ますます不眠になる…

自分を不安・ネガティブにする、誤った
思考のクセ（認知）と悪い習慣（行動）を変える。

- 眠くなるまで、寝床に入らないようにする。
- 10分ほどしても眠れないときは、いったん寝室から出る。
- 夜中に目が覚めてすぐに寝つけないなら、一度寝床から出る。
- 寝床で読書や食事などをせず、寝るだけの場所と体に覚えさせる。
- 日中昼寝をせず、夜は眠る時間と習慣づける。

↓

寝床が「眠れなくて苦しいところ」から
「よく眠れる心地よい空間」に変わる！

●He J, Kryger MH, Zorick FJ, Conway W, Roth T. Mortality and apnea index in obstructive sleep apnea. Experience in 385 male patients. Chest 1988; 94（1）: 9-14.
●内山真（編集）. 睡眠障害の対応と治療ガイドライン 第3版 じほう; 2019.
●Givens ML, Malecki KC, Peppard PE, et al. Shiftwork, Sleep Habits, and Metabolic Disparities: Results from the Survey of the Health of Wisconsin. 2016;（2352-7218（Print））.
●Motomura Y, Kitamura S Fau - Oba K, Oba K Fau - Terasawa Y, et al. Sleep debt elicits negative emotional reaction through diminished amygdala-anterior cingulate functional connectivity. 2013;（1932-6203（Electronic））.
●Roffwarg HP, Muzio JN, Dement WC. Ontogenetic development of the human sleep-dream cycle. Science 1966; 152（3722）: 604-19.

第3章　今夜からぐっすり「黄金の90分」の質を高める極意

●西野精治. スタンフォード式 最高の睡眠: サンマーク出版; 2017.（既出）
●Lavie P. Ultrashort sleep-waking schedule. III. 'Gates' and 'forbidden zones' for sleep. Electroencephalogr Clin Neurophysiol 1986; 63（5）: 414-25.（既出）
●西野精治. 睡眠障害　現代の国民病を科学の力で克服する: 角川新書; 2020.（既出）
●Wertz AT, Ronda JM, Czeisler CA, Wright KP. Effects of sleep inertia on cognition. 2006;（1538-3598（Electronic））.
●Anegawa E, Kotorii N, Ishimaru Y, Okuro M, Sakai N, Nishino S. Chronic powder diet after weaning induces sleep, behavioral, neuroanatomical, and neurophysiological changes in mice. PLoS One 2015; 10（12）: e0143909.

第4章　スタンフォードに学ぶ お悩み別睡眠アドバイス

●東原和成. 嗅覚の匂い受容メカニズム. Nippon Jibiinkoka Gakkai Kaiho 2015; 118（8）: 1072-5.
●西野精治. スタンフォード式 最高の睡眠: サンマーク出版; 2017.（既出）
●西野精治. 睡眠障害　現代の国民病を科学の力で克服する: 角川新書; 2020.（既出）
●Chiba S, Yagi T, Ozone M, et al. High rebound mattress toppers facilitate core body temperature drop and enhance deep sleep in the initial phase of nocturnal sleep. PLoS One 2018; 13（6）: e0197521.（既出）
●スタンフォード式最高の睡眠から生まれた「脳が眠る枕」. https://brain-sleep.com/news-info/215/.
●Kubitz KA, Dm L, Petruzzello SJ, Han M. The effects of acute and chronic exercise on sleep. A meta-analytic review. 1996;（0112-1642（Print））.
●Van Dongen HP, Dinges DF. Sleep, circadian rhythms, and psychomotor vigilance. Clin Sports Med 2005; 24（2）: 237-49, vii-viii.
●分割睡眠は危険すぎ!?　健康・寿命へのデメリットとは. https://studyhacker.net/divided-sleep.

おもな参考文献

第1章　つい話したくなる 睡眠の新常識

●西野精治, 長田康孝. 睡眠と免疫機構. アンチ・エイジング医学 2020; 16（3）: 38-43.
●西野精治. スタンフォード式 最高の睡眠: サンマーク出版; 2017.
●Why Sleep Matters: Quantifying the Economic Costs of Insufficient Sleep. https://www.rand.org/randeurope/research/projects/the-value-of-the-sleep-economy.html.
●Mah CD, Mah KE, Kezirian EJ, Dement WC. The effects of sleep extension on the athletic performance of collegiate basketball players. Sleep 2011; 34（7）: 943-50.
●Kripke DF, Garfinkel L, Wingard DL, Klauber MR, Marler MR. Mortality associated with sleep duration and insomnia. Arch Gen Psychiatry 2002; 59（2）: 131-6.
●西野精治.「睡眠負債」の概念はどのようにして起こったか?. 睡眠医療 2018; 12: 291-8.
●Saxena AD, George CF. Sleep and motor performance in on-call internal medicine residents. Sleep 2005; 28（11）: 1386-91.
●Lavie P. Ultrashort sleep-waking schedule. III. 'Gates' and 'forbidden zones' for sleep. Electroencephalogr Clin Neurophysiol 1986; 63（5）: 414-25.
●Chiba S, Yagi T, Ozone M, et al. High rebound mattress toppers facilitate core body temperature drop and enhance deep sleep in the initial phase of nocturnal sleep. PLoS One 2018; 13（6）: e0197521.
●西野精治. 睡眠障害　現代の国民病を科学の力で克服する: 角川新書; 2020.
●Stephan K, Dorow R. Circadian Core Body Temperature, Psychomotor Performance and Subjective Ratings of Fatigue in Morning and Evening ‘Types’. Circadian Rhythms in the Central Nervous System Satellite Symposia of the IUPHAR 9th International Congress of Pharmacology London: Palgrave Macmillan; 1985.
●Späth-Schwalbe E, T S, Kern W, Fehm HL, Born J. Nocturnal adrenocorticotropin and cortisol secretion depends on sleep duration and decreases in association with spontaneous awakening in the morning. Clin Endocrinol Metab 1992; 75（6）: 1431-5.

第2章　ここまでわかった！ 睡眠の科学的メカニズム

●西野精治. スタンフォード式 最高の睡眠: サンマーク出版; 2017.（既出）
●Van Coevorden A, Mockel J, Laurent E, et al. Neuroendocrine rhythms and sleep in aging men. Am J Physiol 1991; 260: E651-61.
●西野精治. 睡眠障害　現代の国民病を科学の力で克服する: 角川新書; 2020.（既出）
●Iliff JJ, Wang M, Liao Y, et al. A paravascular pathway facilitates CSF flow through the brain parenchyma and the clearance of interstitial solutes, including amyloid beta. Sci Transl Med 2012; 4（147）: 147ra11.
●Kang JE, Lim MM, Bateman RJ, et al. Amyloid-β dynamics are regulated by orexin and the sleep-wake cycle. Science 2009; 326（5955）: 1005-7.
●西野精治.「睡眠負債」の概念はどのようにして起こったか?. 睡眠医療 2018; 12: 291-8.（既出）
●ラッセル・G・フォスター, レオン・クライツマン. 体内時計のミステリー 最新科学が明かす睡眠・肥満・季節適応: 大修館書店; 2020.

監修者紹介

西野 精治（にしの せいじ）

スタンフォード大学医学部精神科教授、同大学睡眠生体リズム研究所（SCNラボ）所長。医師、医学博士、日本睡眠学会専門医。

1955年大阪府出身。大阪医科大学卒業。1987年大阪医科大学大学院在学中、スタンフォード大学医学部精神睡眠研究所に留学。突然眠りに落ちてしまう過眠症「ナルコレプシー」の原因究明に全力を注ぐ。1999年、グループの中心として、家族性のイヌ・ナルコレプシーにおける原因遺伝子発見、2000年にはヒトのナルコレプシーの発生メカニズムを突き止めた。2005年SCNラボ所長就任。株式会社ブレインスリープ最高経営責任者（CEO）、兼最高医療責任者（CMO）。

主な著書に『スタンフォード式 最高の睡眠』（サンマーク出版）、『睡眠障害 現代の国民病を科学の力で克服する』（角川新書）、『スタンフォード式 お金と人材が集まる仕事術』（文春新書）などがある。

STAFF

執筆協力／千葉 淳子
カバー・本文デザイン／田中 小百合（osuzudesign）
イラスト／オフィスシバチャン
編集協力／パケット

眠《ねむ》れなくなるほど面白《おもしろ》い
図解《ずかい》 睡眠《すいみん》の話《はなし》

2021年 3月10日 第1刷発行
2023年 4月20日 第8刷発行

監修者　西野精治《にしのせいじ》
発行者　吉田芳史
印刷所　株式会社光邦
製本所　株式会社光邦
発行所　株式会社日本文芸社
〒100-0003 東京都千代田区一ツ橋 1-1-1　パレスサイドビル 8F
TEL 03-5224-6460［代表］
URL https://www.nihonbungeisha.co.jp/

Printed in Japan 112210225-112230406 Ⓝ 08　(300044)
ISBN 978-4-537-21874-9
編集担当・水波 康

内容に関するお問い合わせは、小社ウェブサイトお問い合わせフォームまでお願いいたします。
https://www.nihonbungeisha.co.jp/